Miller Leben mit AIDS und dem HIV

David Miller

Leben mit AIDS und dem HIV

Lebenshilfe für HIV-Infizierte, Angehörige und Freunde

Übersetzt aus dem Englischen von
Ursula Nicholls
Herausgegeben und bearbeitet von
Dr. med. Michael Begemann

TRIAS THIEME HIPPOKRATES ENKE

Anschrift des Herausgebers:
Dr. med. Michael Begemann
Arzt für Innere Medizin – Hämatologie
Eppendorfer Landstraße 42
D-2000 Hamburg 20

Umschlaggestaltung und Konzeption der Typographie:
B. und H. P. Willberg, Eppstein/Ts.

Umschlagzeichnung:
Friedrich Hartmann, Stuttgart

Textzeichnungen:
Reimund M. Mager, Schorndorf

CIP-Titelaufnahme der Deutschen Bibliothek:

Miller, David:
Leben mit AIDS und dem HIV: Lebenshilfe für HIV-Infizierte, Angehörige und Freunde / David Miller. Übers. aus dem Engl. von Ursula Nicholls. Hrsg. und bearb. von Michael Begemann. – Stuttgart: TRIAS – Thieme Hippokrates Enke, 1991
NE: Begemann, Michael [Bearb.]

Titel der Originalausgabe:
David Miller: Living with AIDS and HIV

Published by THE MACMILLAN PRESS LTD
Houndmills, Basingstoke, Hampshire RG21 2XS

Printed in Germany
Satz: Gulde-Druck GmbH, Tübingen
(Linotype System 4 [300 LTC])
Druck: Gutmann, Heilbronn

ISBN 3-89373-141-5 1 2 3 4 5 6

Wichtiger Hinweis: Wie jede Wissenschaft ist die Medizin ständigen Entwicklungen unterworfen. Forschung und klinische Erfahrung erweitern unsere Erkenntnisse, insbesondere was Behandlung und medikamentöse Therapie anbelangt. Soweit in diesem Werk eine Dosierung oder eine Applikation erwähnt wird, darf der Leser zwar darauf vertrauen, daß Autoren, Herausgeber und Verlag große Sorgfalt darauf verwandt haben, daß diese Angabe dem Wissensstand bei Fertigstellung des Werkes entspricht.
Für Angaben über Dosierungsanweisungen und Applikationsformen kann vom Verlag jedoch keine Gewähr übernommen werden. Jeder Benutzer ist angehalten, durch sorgfältige Prüfung der Beipackzettel der verwendeten Präparate und gegebenenfalls nach Konsultation eines Spezialisten festzustellen, ob die dort gegebene Empfehlung für Dosierungen oder die Beachtung von Kontraindikationen gegenüber der Angabe in diesem Buch abweicht. Eine solche Prüfung ist besonders wichtig bei selten verwendeten Präparaten oder solchen, die neu auf den Markt gebracht worden sind. Jede Dosierung oder Applikation erfolgt auf eigene Gefahr des Benutzers. Autoren und Verlag appellieren an jeden Benutzer, ihm etwa auffallende Ungenauigkeiten dem Verlag mitzuteilen.

Zu diesem Buch

Was will dieses Buch?

Bis heute, fast zehn Jahre nach seinem ersten Auftreten, wird das erworbene Immundefektsyndrom AIDS vielfach noch falsch eingeschätzt und beurteilt, wobei dieses Miß-Verständnis in der Regel auf Unwissenheit, Ängsten und/oder Vorurteilen beruht. Dies gilt sowohl für Menschen, die mit dem für diese Krankheit verantwortlichen Virus, dem HIV (für Human Immunodeficiency Virus = menschliches Immundefekt-Virus) infiziert sind, als auch für die, die sich um Infizierte und bereits Erkrankte sorgen und kümmern. Die Ursachen hierfür sind vielfältig: Erstens hat die sog. Laienpresse – wenn überhaupt – nur sehr langsam einen verantwortungsvollen und problembewußten Standort bei der Berichterstattung eingenommen, vielfach sogar durch Falschinformation Vorurteile und Ängste noch vergrößert (noch immer wird z. B. HIV-Infektion mit AIDS gleichgesetzt). Zweitens wird die Infektion noch immer als ›Schwulenkrankheit‹ angesehen; klischeehafte Vorurteile gegenüber Homosexuellen und deren Lebensstil, der nahezu ausschließlich für die Ausbreitung des Virus verantwortlich gemacht wird, stehen einem besseren sozialen Verständnis und einer gesellschaftlichen Annahme der Betroffenen im Weg. Drittens sind das HIV und AIDS relativ neue Phänomene in der Medizin, man mußte ein neues Virus und seine bisher beim Menschen noch nie beobachteten, komplizierten pathogenetischen Mechanismen kennen- und mit ihnen umgehen lernen. Wie bei keiner anderen Krankheit zuvor wurde bei AIDS durch einen enormen finanziellen und Arbeitsaufwand ein, gemessen an der kurzen zur Verfügung gestandenen Zeit, immenses Wissen angehäuft, durch das wir zwar AIDS nicht heilen, aber doch ganz gut sein Fortschreiten beeinflussen und die fatalen opportunistischen Infektionen größtenteils behandeln können. Und vor allem kennen wir die Übertragungswege des HIV, so daß wir theoretisch in der Lage sind, seine weitere Ausbreitung zu bremsen oder gar zu stoppen, was jedoch leider – vor allem in der Dritten Welt – häufig an praktischen, finanziellen und gesundheitspolitischen Voraussetzungen, oft aber auch an der Verantwortungslosigkeit Infizierter oder dem fehlenden Bewußtsein für die Gefahr bei Nicht-Infizierten scheitert.

Je mehr das medizinische und soziale Wissen über das Virus und über AIDS zunimmt, desto mehr muß dieses Wissen auch für die Betroffenen soweit wie möglich zugänglich gemacht werden. So hilft dieses Wissen auch zu sehen, daß das HIV nicht etwas ist, vor dem man Angst haben sollte, sondern etwas, mit dem man umgehen kann und das man bekämpfen muß. Um es aber wirkungsvoll bekämpfen zu können, muß jeder, der direkt oder indirekt betroffen ist – Patienten, medizinisches Personal, Sozialarbeiter und Angehörige (Partner, Familie, Freunde, Arbeitskollegen usw.) –, sich über den sozialen, medizinischen, praktischen und emotionalen Stellenwert der HIV-Infektion und von AIDS im klaren sein und vor allem auch lernen, dieses Wissen effektiv auszutauschen. Je besser ein Patient informiert ist, desto besser kann er als Partner des Arztes sein Schicksal selbst mit in die Hand nehmen.

Bei vielen Patienten nehmen die Ängste, die durch die Diagnosestellung und durch das Wissen um und über die Infektion/Krankheit entstanden sind, in dem Maß zu, wie Ängste vor der Reaktion der Angehörigen und der weiteren Umgebung hinzukommen. Daher ist es äußerst wichtig, daß unsere Behandlung dieser Infektion/Krankheit nicht durch Intoleranz, Vorurteile und irrationale Vorstellungen und Ängste behindert wird. AIDS ist eine Krankheit und die HIV-Infektion ein Zustand, deren ›Opfer‹ ungefährlich und unschädlich sind.

Für wen ist dieses Buch geschrieben?

Viele HIV-Infizierte und AIDS-Patienten fühlen sich – besonders in der ersten Zeit nach der Diagnosestellung – mit ihrem Wissen um ihren Zustand allein gelassen. Während es in einigen Ballungsgebieten kaum Schwierigkeiten bereiten wird, fachkundige Gesprächspartner zu finden, ist es außerhalb dieser Zentren, wo AIDS-Patienten eher eine Seltenheit sind, oft schwierig, eine fachkundige Information und Beratung zu bekommen, da es in manchen Gebieten häufig große Probleme bereitet (hat), kompetente Versorgungs- und Beratungsstellen einzurichten. In vielen größeren Städten gibt es inzwischen regelmäßig stattfindende Arbeitskreise für Ärzte, Pflegepersonal, Sozialarbeiter und andere, die mit diesen Patienten zu tun haben. Solche Einrichtungen und andere Fortbildungsveranstaltungen haben dazu beigetragen, daß das Wissen über das HIV und seine Krankheit einen größeren Personenkreis erreicht hat.

Jedoch werden nicht alle Infizierten – aus welchen Gründen auch immer – bei Ärzten Rat suchen wollen, und nur wenige Nicht-Mediziner haben die notwendigen Kenntnisse über die Erkrankung, es sei denn, sie hätten sich intensiv mit dieser Materie beschäftigt. Für viele Betroffene ist daher die Bemühung, Informationen über das eigene Infektions- bzw. Krankheitsstadium zu bekommen ›eine einsame Schlacht‹, gekennzeichnet durch Hoffnungslosigkeit und Ängste. Sie wissen nicht, an wen sie sich zuverlässig wenden können, was richtig und was falsch ist. Während z.B. einige Patienten berichten, von ihren Ärzten zu einer ›Heilnahrungsdiät‹

ermuntert worden zu sein, erzählen andere, daß ihre Ärzte das als ›lächerliche Geld- und Kraftverschwendung‹ abgetan hätten. Wer hat recht? Viele Patienten fragen immer wieder: »Wem kann ich glauben?«, wenn sie vor die Wahl verschiedener, möglicherweise sich widersprechender ›bester‹ Behandlungsmöglichkeiten oder ›sicherster‹ Safer-Sex-Anweisungen gestellt sind.

Dieses Buch soll Patienten und ihren Angehörigen helfen, mit verwirrenden Situationen konfrontiert, fundierte Entscheidungen leichter treffen zu können. Es ist kein medizinisches Lehrbuch, sondern es soll vielmehr ein praktischer Führer sein, um mit Problemen, die mit dem HIV in Zusammenhang stehen, fertig zu werden. Die Folge der in den einzelnen Kapiteln behandelten Inhalte macht auch eine Reihenfolge der – nach unserer Erfahrung – am häufigsten aufgeworfenen Themen deutlich. Wenn man die ›Botschaft‹ dieses Buches in einigen Sätzen zusammenfassen sollte, wären das in etwa solche: »Kapseln Sie sich nicht ab, halten Sie Kontakte aufrecht!«, »Behalten Sie die Fakten im Griff, damit Sie Ihre Situation im Griff haben!«, »Informieren Sie sich, bleiben Sie auf dem laufenden«, »Verlieren Sie nicht den Mut und behalten Sie ein Gefühl für Ihre Krankheitsgeschichte!«

Anmerkungen des Herausgebers

Die Lücke, die dieses Buch füllen soll, tut sich in der Praxis bei der Behandlung von HIV-Infizierten und an AIDS Erkrankten täglich auf. Die immer wieder gestellten Fragen der Betroffenen und ihrer Angehörigen nach Natur und Verlauf der Infektion oder Krankheit, nach Möglichkeiten, wie die verschiedenen Probleme im Alltag angegangen werden können usw. machten das Fehlen eines solchen Ratgebers für medizinische Laien deutlich. Bei Vorüberlegungen mit dem Verlag, ob ein neues Buch geschrieben oder ein bereits bewährtes in unsere Sprache und auf unsere Verhältnisse übertragen werden sollte, fiel die Entscheidung, auf das Buch des englischen Psychologen David Miller zurückzugreifen, nicht schwer. Es nimmt sich in erster Linie der psychischen Probleme und Fragen, die mit der Infektion/Erkrankung auftreten, in einer – zumindest für einen Internisten – kaum nachahmbaren Weise kompetent und praxisnah an und macht praktikable Verhaltens- und Lösungsvorschläge. Das Wissen über das Virus, den Krankheitsverlauf und die Behandlungsmöglichkeiten wurden auf den aktuellen Stand gebracht, die Aussagen zu den sozialrechtlichen und gesundheitspolitischen Problemen unseren Verhältnissen angepaßt.

M. Begemann

Das Virus

Das erworbene Immundefektsyndrom AIDS (von **A**cquired **I**mmuno**d**eficiency **S**yndrome) wird von Viren, den HIV (von **H**uman **I**mmunodeficiency **V**irus = menschliches Immundefekt-Virus), übertragen. Derzeit sind zwei für den Menschen pathogene Viren bekannt, das HIV-1 und das HIV-2. Diese Viren gehören zu der Familie der Retroviren, d. h., daß sie eine einzigartige Fähigkeit besitzen: Sie veranlassen die Wirtszelle, DNS (die Trägersubstanz der Codierung für die genetische Replikation) aus der Virus-RNS zu machen.*) ›Normale‹ Viren tun das nicht so, bei ihnen funktioniert die Virusreplikation, die Vermehrung der Viren, umgekehrt: DNS produziert mit Hilfe der infizierten Zelle RNS. Weil nun die Viren dieser Familie sozusagen rückwärts arbeiten, nennt man sie Retroviren.

Die Retroviren sind eine sehr komplexe Familie von Viren, die erstmals 1970 aus Tieren isoliert und beschrieben wurde. Bisher hat man beispielsweise folgende tierische Retroviren gefunden: Das Katzenleukämie-Virus, das bei Katzen eine Reihe von AIDS-ähnlichen Infektionen hervorruft (und nur selten Leukämie); das afrikanische Schweinefieber-Virus (ASFV), das bei Schweinen AIDS-ähnliche Symptome und Erkrankungen erzeugt; das Visna-Virus, das Schafe befällt; und schließlich das Rinderleukämie-Virus. Das tierische Retrovirus, das dem menschlichen AIDS-Virus vielleicht am nächsten verwandt ist, ist das Affen-Immundefekt-Virus (SIV von Simian Immunodeficiency Virus), das z. B. die grüne Meerkatze und andere Makaken befällt.

Erst Ende der 70er Jahre wurden beim Menschen Retroviren gefunden. Bis zur späteren Isolierung des AIDS-Retrovirus, das von den Franzosen, die es als erste beschrieben, Lymphadenopathie-assoziiertes Virus (LAV) und von den Amerikanern menschliches T-Zell-lymphotropes Virus-III (Human T-Lymphotropic Virus-III = HTLV-III) genannt wurde (heute wird es weltweit als HIV-1 bezeichnet), kannte man nur zwei Retroviren, die den Menschen befallen, das menschliche T-Zell-Leukämie-Virus-I und -II (HTLV-I und -II von Human T-Cell Leucaemia Virus). HTLV-I verursacht eine lymphatische Leukämie, es wird von Müttern auf ihre Kinder im Mutterleib, durch Geschlechtsverkehr und durch Bluttransfusionen übertragen. Es ist – wie viele andere Retroviren auch – ein ›langsames‹ Virus (slow virus), d. h. es kann 40 Jahre oder länger dauern, bis die Krankheit im infizierten Wirt ausbricht. Das interessanteste Merkmal von HTLV-I ist, daß nur etwa einer von hundert Infizierten die Krankheit tatsächlich be-

*) RNS = Ribonukleinsäure; DNS = Desoxyribonukleinsäure

kommt – die anderen 99 scheinen nur Virusträger zu sein. Der zweite Verwandte in dieser seltsamen Familie ist HTLV-II, das offensichtlich auf gleichem Weg wie HTLV-I übertragen wird, bei dem aber bisher nichts darauf hindeutet, daß es eine Krankheit verursacht. Es wurde ursprünglich aus zwei Patienten mit einer Haarzell-Leukämie isoliert, scheint aber diese Krankheit nicht hervorzurufen, so daß seine Isolierung aus diesen Patienten eher als ein Zufallsbefund angesehen werden muß. Falls HTLV-II wirklich eine Krankheit verursachen sollte, muß diese noch entdeckt werden. Diese beiden Retroviren scheinen sich langsam in der Bevölkerung auszubreiten, aber es besteht kein Hinweis darauf, daß gleichzeitig mit ihnen eine Krankheit häufiger auftritt.

Aufgrund dieser beiden vorausgegangenen Entdeckungen konnte das erste AIDS- verursachende Retrovirus isoliert werden. Wenn die AIDS-Epidemie zehn Jahre früher aufgetreten wäre, hätte die für die Entdeckung der Ursache notwendige Technologie noch nicht zur Verfügung gestanden. Die heute verfügbare Labortechnik kann uns zeigen, daß die Mitglieder der HTLV-Familie entfernte Verwandte sind – sie zeigen keine sehr große Ähnlichkeit untereinander und verursachen – wenn überhaupt – verschiedene Erkrankungen. Später schloß sich dann noch ein viertes Mitglied dieser Familie an, das man ursprünglich HTLV-IV oder LAV-2 nannte, doch heute ist es unter dem international gebräuchlichen Namen HIV-2 bekannt. Französische Virologen haben es erstmals aus westafrikanischen Prostituierten isoliert. Es unterscheidet sich auffallend von dem bislang bekannten HIV, das später als HIV-1 bezeichnet wurde. Doch verursacht es trotz ursprünglich hoffnungsvoller Berichte, nach denen es weniger pathogen sein sollte, d.h. daß der Verlauf der von ihm verursachten Erkrankung weniger schwer oder gefährlich sei, ebenfalls AIDS. Es unterscheidet sich vom ursprünglichen AIDS-Virus darin, daß die Untersuchungstests, in denen die HIV-1-Antikörper nachgewiesen werden, HIV-2 nur in der Hälfte aller Fälle aufspüren. Die Virologen, die diese Entdeckung machten, vermuten, daß sich dieses zweite AIDS-Virus unabhängig von HIV-1 entwickelt hat, da es mehr Ähnlichkeit mit dem SIV als mit HIV-1 hat.

Die Entdeckungsgeschichte des HIV ist im ganzen hochinteressant. Als die AIDS-Epidemie 1981 San Francisco und New York traf, gab es zahllose Spekulationen darüber, warum eine bislang seltene Art von Hautkrebs (das Kaposi-Sarkom) und nur bei schwerstkranken Menschen beobachtete opportunistische Infektionen eine Population von an sich gesunden jungen Männern befielen. Da es sich in erster Linie um homo- oder bisexuelle Männer handelte, trieben die Theorien, mit denen dies Phänomen erklärt werden sollte, im wahrsten Sinne des Wortes phantastische Blüten. Eine davon war z.B., daß durch Analverkehr in die Blutbahn gelangte

Spermien die beobachtete Abwehrschwäche ausgelöst haben könnten. Erst als andere Gruppen wie Drogenabhängige, die sich Rauschgift injizierten, und Bluterkranke dazukamen, wurde allmählich klar, daß die Ursache für dieses verheerende Krankheitsbild ein übertragbares Agens sein mußte – vor allem durch das Auftreten bei Blutern, die sich Blutgerinnungsfaktoren aus gespendetem Blut spritzen mußten. Aber was war es? Viele mögliche Erreger, z. B. das Cytomegalie-Virus (CMV), das Epstein-Barr-Virus (EBV), das Hepatitis-B-Virus (HBV) und das ASFV wurden als mögliche Verursacher untersucht. Das Problem war, daß viele Patienten keine Anzeichen einer durch diese Viren hervorgerufenen Infektionskrankheit zeigten, obwohl bei vielen AIDS-Patienten Antikörper gegen sie als Hinweis auf eine durchgemachte Infektion mit ihnen nachgewiesen werden konnten.

Die Forschung wurde forciert vorangetrieben, als man fand, daß bei Katzen, die mit dem Katzenleukämie-Virus infiziert waren, eine AIDS-ähnliche Krankheit auftrat. Obwohl dieses Virus nicht auf den Menschen übertragen werden kann, konzentrierte sich die Aufmerksamkeit darauf, ob es möglicherweise auch ein Retrovirus sein könnte, das beim Menschen AIDS verursacht. Eine 1983 in Harvard in den USA durchgeführte Untersuchung zeigte, daß 40 Prozent aller untersuchten AIDS-Patienten Antikörper gegen HTLV-I hatten. Dies wurde auch als ein Hinweis darauf gedeutet, daß die Antikörper gegen ein anderes Retrovirus, das möglicherweise beim Menschen der Erreger von AIDS sein könnte, im HTLV-I-Test ›kreuzreagieren‹ könnten. Die Antikörper, die bei den in der Studie angewandten Tests nachgewiesen wurden, waren gegen Oberflächenantigene der bekannten HTL-Viren gerichtet – das war ein vielversprechender Hinweis. Ungefähr zur gleichen Zeit, es war Mitte 1983, teilte ein unter der Leitung von Dr. Luc Montagnier stehendes Team am Pasteur-Institut in Paris mit, daß es ein neues Retrovirus aus einem männlichen Homosexuellen, der an einem persistierenden generalisierten Lymphadenopathie-Syndrom (LAS, s. S. 29 f) – zu jener Zeit als sichere Vorstufe von AIDS angesehen – erkrankt war, isoliert habe. Dieses Virus unterschied sich von den anderen bisher bekannten, beim Menschen pathogenen Retroviren und wurde LAV (Lymphadenopathy Associated Virus) genannt. Die Bestätigung dafür, daß es tatsächlich das Virus war, nach dem man gesucht hatte, kam wenig später aus Amerika. Dort teilte Dr. Robert Gallo mit, daß in mehreren Forschungszentren ein neues Retrovirus aus AIDS-Patienten isoliert worden war. Ein Problem war allerdings, daß man die Viren aus den verschiedenen Instituten nicht miteinander vergleichen konnte, weil man sie zu der Zeit noch nicht auf andere Zellen übertragen konnte, um sie weiter zu züchten und zu vermehren, und sie so nicht in genügender Menge gewinnen konnte. Daher konnte nicht sicher entschieden werden, ob es sich immer um das gleiche Virus handelte, das von den verschiedenen Arbeitsgruppen isoliert worden war, ob dieses Virus der Erreger von AIDS war oder ob mehrere AIDS-auslösende Viren entdeckt worden waren.

Der endgültige Durchbruch im Kampf um die Entdeckung des AIDS-Erregers war, als das amerikanische Team eine Zellinie (Zellen, die in der Gewebekultur weiterleben, sich vermehren und nicht absterben) entwickelte, auf der das neue Virus kultiviert und zu Vergleichsuntersuchungen zwischen den verschiedenen Instituten ausgetauscht werden konnte. Man nannte es HTLV-III, da man – fälschlicherweise, wie sich später herausstellte – glaubte, daß es zur Familie der HTL-Viren gehöre. Sobald es gelungen war, das neue Virus im Labor zu züchten und seine Eigenschaften zu untersuchen, testete man das Blut von vielen Patienten, und die Nachricht, daß die Ursache von AIDS gefunden sei, konnte bestätigt werden.

Das HIV hat folgende strukturelle und funktionelle Eigenschaften:

1. Es hat die Form einer Kugel mit einem Durchmesser von 90–120 nm (= Nanometer, 1 nm = 1 Millionstel mm). Seine Hülle oder Außenmembran, die 12–13 nm dick ist, ist mit Oberflächenfortsätzen, den Oberflächenantigenen, dicht besetzt. Diese bestehen aus zwei Proteinen, also Eiweißkörpern, die gp 120 und gp 41 genannt werden. Die Hülle ist sehr empfindlich und kann leicht durch Hitze, Reinigungsmittel und organische Lösungsmittel, wie z. B. durch Alkohol, zerstört werden.
2. In der Hülle befindet sich ein Innenkern aus Proteinen und den Genen, dem sog. Genom. Die drei für die Virusreproduktion wichtigsten Gene sind das ›gag‹-Gen, durch das die Produktion der wichtigen Innenkernproteine gesteuert wird, das ›env‹-Gen, auf dem die Herstellung der Hüllproteine gp 120 und gp 41 codiert ist, und das ›pol‹-Gen, welches die für das Virus lebensnotwendige ›Reverse Transkiptase‹ codiert, das Enzym, das es dem Virus ermöglicht, die Virus-RNS in -DNS zu übersetzen, die dann (s. u.) in die DNS des Genoms der Wirtszelle eingebaut wird. Dieser Einbau in die Erbsubstanz des Wirts führt dazu, daß die Viruserbmasse lebenslang in dem Infizierten erhalten bleibt. Die eingebaute DNS veranlaßt wiederum die Herstellung von Virus-RNS, aus der sich neue Viren entwickeln. Ein viertes, wichtiges Gen ist das ›tat‹-Gen oder Transaktivator, das die Virusvermehrung regelt (s. u.). Die Ansammlung von Genen stellt man sich am besten als ein Lineal vor, auf dem die Zentimetereinteilung den verschiedenen Genen entspricht. An beiden Enden des Lineals befinden sich Teile, die ›long terminal repeats‹ (LTR) genannt werden. Deren Funktion ist

es, das Virusgenom in das Genom der Wirtszelle, in die das HIV eingedrungen ist, einzufügen und zu aktivieren.

3. Die Gene des HIV ›mutieren‹ sehr leicht. D.h., daß in die DNS und RNS einzelne Nukleinsäuren (Bausteine von DNS und RNS) nicht immer identisch eingebaut werden, sondern daß es hier einen ständigen Wechsel gibt. Diese Veränderungen im Genom sind zwar nur sehr gering, aber doch insofern bemerkenswert, als sich dadurch auch – in geringem Maß – die Antigenität der Proteine an der Virusoberfläche ändert. So können z.B. Unterschiede zwischen HIV-Isolaten, die in den USA, Afrika oder den europäischen Ländern hergestellt wurden, gefunden werden. Die klinische Bedeutung dieser leichten Mutationsbereitschaft ist, daß z.B. eine aktive Immunisierung, also eine Impfung mit Hüllproteinen des Virus möglicherweise nicht den erhofften Erfolg bringt, wenn die Viren häufig ihre Oberflächenmerkmale ändern.
4. Strukturmäßig am engsten mit HIV verwandt ist das SIV (s.o.), das in der grünen Meerkatze gefunden wurde. Manche Wissenschaftler nehmen an, daß SIV von diesem Tier auf den Menschen übertragen wurde, was Retroviren sonst nur selten tun, und zu HIV mutierte. Wie dies geschehen sein soll, ist unklar, obwohl es bizarre Spekulationen über mögliche Übertragungswege gibt.
5. Die fatale Wirkung des HIV besteht darin, daß es in erster Linie die Zellen des Organismus befällt, die eine zentrale Funktion im Immun-(=Abwehr-)system haben: Vor allem Helferlymphozyten und Makrophagen, daneben aber auch Zellen des Zentralnervensystems, der Haut, der Bindegewebe usw. Gemeinsam ist diesen Zellen, daß sie einen sog. T4- oder – nach neuerer Nomenklatur – CD4-Rezeptor haben, die Helferlymphozyten werden daher auch T4-Lymphozyten oder kurz T4-Zellen genannt. Dieser CD4-Rezeptor hat im wahrsten Sinne des Wortes eine Schlüsselfunktion bei der Immunreaktion: Wenn Antigene (=Fremdstoffe, die potentiell schädlich für den Körper sein können und deshalb eine Abwehr oder Immunreaktion auslösen) wie z.B. von Viren, Bakterien oder Proteine von Bakterien oder Viren bei Impfungen in den Körper gelangen, werden diese zunächst von sog. Antigen-präsentierenden Zellen (z.B. Makrophagen = Freßzellen) aufgenommen und den T4-Lymphozyten als Antigen ›präsentiert‹, wodurch diese aktiviert werden und eine Vielzahl von hormonähnlichen Stoffen (Lymphokine oder Mediatoren) produzieren. Bei der Antigenpräsentation sind auf der Seite der Lymphozyten die CD4-Rezeptoren beteiligt. Die Lymphokine aktivieren dann die übrigen bei der Immunreaktion wichtigen Zellen: z.B. die B-Lymphozyten, die

selbst schon das Antigen als Fremdstoff erkannt haben und durch die Lymphokine aktiviert zur Bildung Antigen-spezifischer Antikörper stimuliert werden; die Suppressor- oder CD8-Lymphozyten, die die Immunreaktion bremsen, wenn die Antigene erfolgreich eliminiert sind; die Makrophagen, die die Antigen-Antikörper-Komplexe (Immunkomplexe) durch ›Fressen‹ vernichten; dann sog. Killer-Zellen und schließlich auch wieder T4-Zellen, die sich dadurch bei einem Infekt fast explosionsartig vermehren. Jeder, der einmal bei einer Halsentzündung geschwollene Lymphknoten hatte, weiß, wie schnell das gehen kann. Außerdem sind die Lymphokine ›schuld‹, daß wir uns bei einem Infekt schlecht fühlen, sie verursachen das Fieber, die Abgeschlagenheit, Appetitlosigkeit usw. Die Antikörper, die von aus B-Zellen hervorgegangenen Plasmazellen gebildet wurden, inaktivieren dann die Antigene, wodurch die oben schon genannten Immunkomplexe entstehen, oder setzen sich auf die Oberflächenantigene von Viren und Bakterien, die dann von Makrophagen ›gefressen‹ und zerstört werden. Bei einer HIV-Infektion laufen die Dinge zunächst prinzipiell ebenso ab, wodurch die anti-HIV-Antikörper, die man im sog. AIDS-Test oder besser HIV-Antikörpertest (s. S. 24ff) nachweist, gebildet werden. Andererseits – und das ist der fatale Punkt – passen die Oberflächenantigene des HIV (gp 120 und gp 41) exakt in die CD4-Rezeptoren der Helferlymphozyten und anderen Zellen, so daß diese von den Viren direkt und ohne Umweg über die Antigen-präsentierenden Zellen besetzt werden. In weiteren Schritten gelangt das Virus in die T4-Zellen, nistet sich in ihnen ein, vermehrt sich mit ihrer Hilfe und zerstört sie (s. u.).

Abb. 1 zeigt die Infektion eines T4-Lymphozyten mit HIV. Wir wollen den Weg eines Virus, das in die Blutbahn gelangt ist und dort auf ›seinen‹ Lymphozyten traf, verfolgen und sehen, was in einer infizierten Zelle vorgeht. Das Virus trifft also auf eine Zelle mit Oberflächenrezeptoren, die genau zu dem gp120/gp41-Komplex auf der Oberfläche des Virus paßt. Die Membran des Virus und die Zellmembran kommen sich sehr nahe und verschmelzen mit Hilfe von Eiweiß-spaltenden Enzymen*), sog. Proteasen, die das Virus mitgebracht hat, und die RNS des Virus gelangt in den Lymphozyt. Da RNS die in ihr gespeicherte Information, die zur Virusvermehrung notwendig ist, nicht direkt weitergeben kann, muß sie in DNS übertragen (transkribiert) werden. Das Enzym, das ebenfalls vom Virus mitgebracht wurde und diese Informationsübertragung bewerkstelligt,

*) Enzyme sind Stoffe, die eine biochemische Reaktion ermöglichen oder beschleunigen.

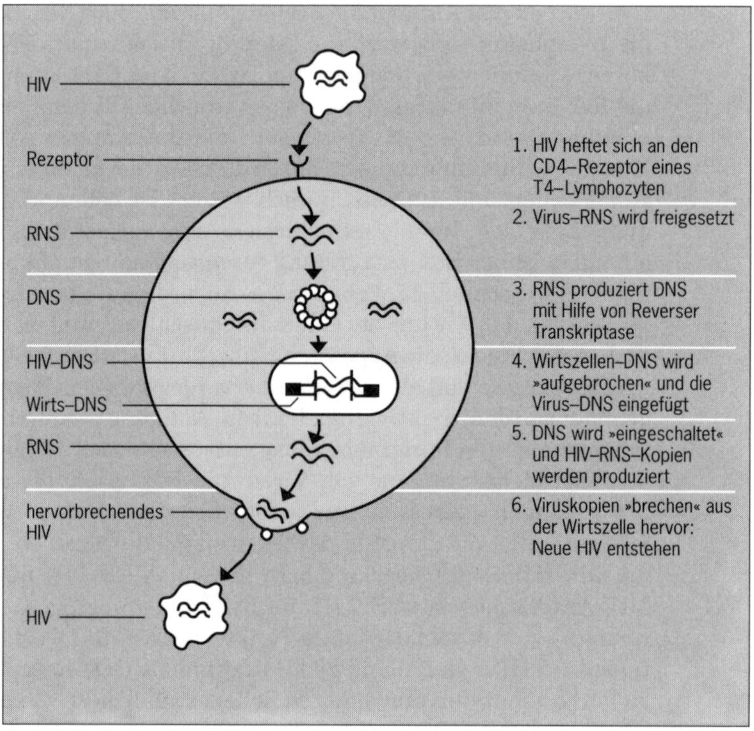

Abb. 1 Infektion eines T-Lymphozyten mit HIV

heißt Reverse Transkriptase, revers deshalb, da üblicherweise in allen Zellsystemen die Information von der DNS auf die RNS, die dann die gespeicherte Information umsetzen läßt, übertragen wird und da dieser Schritt bei der Vermehrung der Retroviren zunächst ›rückwärts‹ gegangen werden muß (statt DNS → RNS → Protein gibt es bei den Retroviren einen Schritt mehr: RNS → DNS → RNS → Protein). Durch ein weiteres viruseigenes Enzym, die Endonuklease, wird dann ein Teil der so entstandenen Virus-DNS in die DNS der Wirtszelle eingebaut. Damit ist die Erbinformation des Virus, die zu seiner Vermehrung notwendig ist, fester Bestandteil der Erbinformation der T4-Zelle.

In diesem Zustand der chronischen oder latenten Infektion kann die Zelle über längere Zeit, Wochen oder Monate, vielleicht Jahre ruhen, ohne daß sich etwas tut. Erst wenn der infizierte T4-Lymphozyt wie oben beschrieben unter Vermittlung einer Antigen-präsentierenden Zelle von einem Antigen stimuliert wird, beginnt er sich zu teilen, was mit der Aktivierung des Zellgenoms beginnt. Damit wird auch die Produktion von Virus-RNS und -Proteinen eingeleitet. Durch besondere Tricks, die im Erbmaterial des HIV programmiert sind, wird durch ein Enzym, das durch eine bestimmte Region der neugebildeten HIV-Gene, das sog. tat-Gen (s.o.) codiert ist, die Produktion von HIV-RNS immer weiter beschleunigt: Je mehr tat-Gene produziert werden, desto mehr und schneller wird von der infizierten Zelle HIV-Genmaterial gebildet. Dieses tat-Gen ist unter anderem eine der wichtigsten Zielscheiben bei der Suche nach therapeutisch nutzbaren Hemmstoffen zur Behandlung der HIV-Infektion. Wenn sich seine Wirkung, ob bei seiner Produktion oder seiner weiteren Funktion, ausschalten ließe, würde man damit die Vermehrung der HIV entscheidend stören können. Auf jeden Fall wird mit Hilfe des tat-Gens die Produktion von HIV-Genmaterial (und damit auch des tat-Gens) lawinenartig, etwa 1000fach gesteigert. Oberhalb einer bestimmten Konzentration an tat-Gen-Molekülen in der Zelle aktiviert dieses aufgrund seiner doppelten Funktion die Ribosomen, Zellorganellen (=›kleine‹ Organe der Zellen), auf deren Oberfläche Proteine gebildet werden. Durch das tat wird also auch die Produktion von Virus-Struktureiweißen eingeleitet und erheblich gesteigert. Aus den Virus-RNS-Molekülen und den Strukturproteinen setzen sich die neuen Viren zusammen, die dann aus der Zelle ausgeschleust werden (Nr. 6 in Abb. 1) und weitere Zellen infizieren können.

Wie werden nun die T4-Lymphozyten in solch großen Mengen zerstört, obwohl nur etwa einer von 10000 Lymphozyten mit HIV infiziert ist, und warum werden nicht die anderen HIV-infizierten Zellen, z.B. die Makrophagen, ebenfalls zerstört? Für die Zerstörung der T4-Zellen gibt es mindestens drei oder vier Mechanismen:

1. Die T4-Zelle trägt überall dort, wo ein neues Virus ausknospen wird, virale Oberflächenantigene (gp120 und gp41). Diese ›verkleben‹ mit den CD4-Rezeptoren anderer, nicht infizierter T4-Lymphozyten in der Umgebung. So können viele gesunde Lymphozyten von einer infizierten gebunden werden. Die Zellmembran zwischen den Lymphozyten löst sich auf, und es entsteht eine ›Riesenzelle‹ mit vielen Zellkernen (Syncytium), die dann zugrunde geht. Von einer infizierten Zelle können so Hunderte von intakten Zellen zerstört werden.
2. Wenn ein T4-Lymphozyt sehr viel HIV produziert und freisetzt, wird die Zellmembran zerstört, das Zellplasma läuft aus, und die Zelle stirbt. Hierbei spielt das gp 41-Antigen des Virus eine entscheidende Rolle.

3. Wahrscheinlich trägt auch die Anhäufung von nicht integrierter viraler RNS, die bei HIV-infizierten Zellen besonders ausgeprägt ist (durch das tat-Gen), zur Zerstörung der Zelle bei.
4. Schließlich gibt es wahrscheinlich noch einen weiteren Mechanismus, durch den sich erklären läßt, warum bevorzugt T4-Lymphozyten zerstört werden und z.B. Makrophagen nicht. Diese beiden Zelltypen unterscheiden sich u.a. auch durch die Dichte der CD4-Rezeptoren an der Oberfläche, wobei Zellen mit vielen Rezeptoren stärkeren Membranveränderungen durch die Reaktion der Zell-Rezeptoren mit Virusantigenen unterliegen. Solche Membranveränderungen tragen zum Absterben der Lymphozyten, die eine höhere CD4-Rezeptoren-Dichte auf der Zellmembran haben, bei, jedoch nicht der Makrophagen, die deutlich weniger Rezeptoren haben.

Das Virus und seine Ausbreitung

Es besteht wenig Zweifel darüber, daß die AIDS-Epidemie ihren Ursprung in Afrika hatte, was allerdings von einigen dortigen Regierungen oft sehr heftig dementiert wird. Diese gehen davon aus, daß das Virus von promisken nordamerikanischen Touristen nach Afrika eingeschleppt worden sei. Der wesentliche Hinweis auf seinen Ursprung in Afrika ist aber, daß der engste Verwandte der AIDS-Viren das SIV ist, das in grünen Meerkatzen und anderen Makaken gefunden wurde. Daher wird es als ziemlich wahrscheinlich angesehen, daß sie möglicherweise schon vor längerer Zeit, auf welche Weise auch immer, auf den Menschen übergegangen sind. Vielleicht haben sich die AIDS-Viren auch parallel zu den verwandten Retroviren bei Tieren in einem begrenzten Gebiet in Afrika entwickelt, von wo sie langsam in die Städte gelangten. Untersuchungen von Blutkonserven und eingefrorenen Blutseren in Afrika weisen darauf hin, daß es das HIV dort seit vielleicht 10 bis 15 Jahren oder sogar noch länger gibt, woraus man jedoch nicht allgemein schließen kann, daß es sich um ein altes Virus handelt und erst seit kurzer Zeit für den Menschen pathogen ist. Die Verbreitung von HIV aus den ländlichen Gegenden Afrikas fällt vermutlich mit der Auswanderung der Menschen aus diesen Bereichen in die Städte zusammen. Die späten 60er und die 70er Jahre waren in vielen afrikanischen Staaten eine Zeit beträchtlicher wirtschaftlicher Veränderungen, nicht zuletzt wegen der aufblühenden Tourismusindustrien. In vielen Städten Afrikas ist das soziale Leben in der gesellschaftlichen Mittelschicht mit einer relativ hohen Zahl von wechselnden Sexualpartnern verbunden. Besonders die jungen Männer gehen häufig zu Prostituierten, während sie von ihren auf dem Land lebenden Frauen und Familien getrennt sind. Es versteht sich daher von selbst, daß in manchen afrikanischen Städten ein Großteil der weiblichen Prostituierten mit HIV infiziert ist und daß die Verbreitung der Infektion in manchen afrikanischen Staaten bereits erschreckend groß ist. Durch die Verquickung einer sich ausbreitenden Tourismus- mit einer etablierten Sexindustrie hat sich das HIV – wie man sich leicht vorstellen kann – über viele Länder der Erde ausgebreitet.

Eine Zeitlang nahm man an, daß Haiti eine mögliche Quelle der HIV-Infektionen in den USA sei: Niedrige Einkommen und große Armut führten zu einer ›Subindustrie‹ von männlicher Prostitution, die dort die nordamerikanischen Touristen ›versorgte‹. Dagegen ist es aber eher wahrscheinlich, daß das Virus aus Afrika kam und zunächst in den USA Fuß fassen konnte, von wo es dann von Touristen nach Haiti eingeschleppt wurde. In Europa reflektierten anfangs die Antikörpermuster der unterschiedlichen Serumprävalenzen grob die alten Kolonialverbindungen einiger afrikanischer mit europäischen Staaten (z. B. Frankreich und Belgien).

Gerade in Afrika, wo sich seit Jahren Forscher mit der Ausbreitung der AIDS-Epidemie beschäftigen, zeigt sich, daß HIV durch heterosexuelle Kontakte vom Mann auf die Frau, aber fast ebenso leicht auch von der Frau auf den Mann übertragen werden kann. Bei uns wurde diese Tatsache zwar auch zur Kenntnis und anfangs auch ernst genommen, wie z. B. die anfänglich rückläufigen Umsatzzahlen unserer Sexunternehmen zeigten. Auch änderte sich zunächst das Sexualverhalten gerade der jungen Leute, doch zeigen sich inzwischen wieder Ansätze einer sträflichen Sorglosigkeit in der Auswahl von und im Umgang mit neuen Sexualpartnern. Vielfach wird die HIV-Pandemie (= weltweite Epidemie) noch als ›Schwulenseuche‹ betrachtet und damit gefährlich trivialisierend abgetan. Aber es scheint, daß gerade das Sexualverhalten der homosexuellen Männer untereinander sich geändert hat und daß dadurch der Anstieg der registrierten AIDS-Erkrankungen – zumindest in manchen Ländern der ›zivilisierten Welt‹ – einen Knick bekam und weniger steil nach oben verläuft als nach statistischen Hochrechnungen erwartet oder befürchtet wurde.

Wege der Übertragung

Zu Anfang, als die epidemiologischen Untersuchungen der Übertragungswege von AIDS aufgenommen wurden, kristallisierten sich vier bzw. fünf Patientengruppen heraus, deren Mitglieder besonders häufig erkrankten. Dies waren:

1. Homo- und bisexuelle Männer
2. Empfänger von Blutkonserven oder Blutprodukten wie z. B. Bluterkranke
3. Intravenös spritzende Drogenabhängige
4. In den USA Haitianer
5. Sexualpartner von Personen, die diesen Gruppen zuzuordnen sind.

Es stellte sich bald heraus, daß die Mitglieder der einzelnen Risikogruppen über Geschlechtsverkehr oder Blutkontakte miteinander in Verbindung stehen bzw. infiziertes Blut oder infizierte Blutprodukte injiziert bekamen. In der Zwischenzeit sind unter den Neuinfizierten die Empfänger von Blutkonserven und/oder -produkten fast völlig verschwunden.

Heute weiß fast jeder, daß HIV-infizierter Samen, -infiziertes Blut oder Scheiden- und Gebärmutterhalssekret die drei Hauptquellen für eine mögliche Infizierung anderer Personen sind und daß sie die fatalen Verbindungsglieder der weltweiten AIDS-Tragödie sind. (Das ganze Spektrum der Körperflüssigkeiten, die mit den AIDS-Viren in Verbindung gebracht worden sind, und deren Grad an Infektiosität – soweit bekannt – wird auf den Seiten 72ff diskutiert.) Seit man das weiß und in Anbetracht der Tatsache, daß die Ursache für die Erkrankung ein übertragbares Virus ist, konnten in den Ländern, in denen die Krankheit weit verbreitet war, einige die Infektionsausbreitung bremsende Schritte unternommen werden. So wird nach Möglichkeit alles für medizinische Zwecke gespendete Blut auf Antikörper gegen HIV untersucht. Ausnahmen bilden einige private Blutbanken besonders in Mittel- und Südamerika, denen der Profit über die Qualität ihrer Produkte geht. Wenn Antikörper als Zeichen einer stattgefundenen Infektion im gespendeten Blut gefunden werden, wird die Untersuchung nochmals kontrolliert, um einen möglichen Fehler auszuschließen. Wenn das Resultat dann immer noch positiv ist, wird der Blutspender zur Blutbank einbestellt, und sein Blut nochmals untersucht. Ist die Untersuchung erneut positiv, wird der Spender über das Ergebnis informiert und von weiteren Blutspenden ausgeschlossen. Das von ihm gespendete Blut wird vernichtet. Ein ähnlicher Ablauf findet z. B. bei Samenspenden und Spenden von anderen Organen statt, um sicherzugehen, daß die Empfänger dieser Spenden davon nicht infiziert werden. Dadurch besteht für Bluter, für Empfänger von Bluttransfusionen oder Spenderorganen und für Frauen, die mit Samen eines ihnen unbekannten Mannes künstlich befruchtet werden, kaum noch ein Risiko, durch HIV-infizierte Spenden angesteckt zu werden. Für die übrigen Mitglieder der sogenannten Risikogruppen hängt die Gefahr, mit HIV infiziert zu werden, tatsächlich von der Anzahl der in der Gesamtbevölkerung infizierten Personen ab. So ist es durch viele Untersuchungen klar erwiesen, daß AIDS nicht eine Krankheit ist, die einfach homosexuelle Männer oder sich spritzende Drogenkonsumenten befällt *und* sich durch Geschlechtsverkehr ausbreitet. Vielmehr wäre es eher realistisch und vernünftig, Risiko*aktivitäten* und nicht Risiko*gruppen* zu definieren. Es soll dabei nicht geleugnet werden, daß – zumindest in unseren Breiten – homosexuelle Männer und sich spritzende Drogenabhängige in besonderem Maß gefährdet sind, wenn sie nicht ihr Verhalten auf individueller Ebene ändern und ihr persönliches Risiko vermindern. In manchen Ländern besteht bereits eine so hohe Infektionsrate, daß leider auch in Zukunft mit noch mehr Fällen an HIV-verursachten Krankheiten zu rechnen ist. Wir wissen inzwischen jedoch genug über die Ausbreitungswege des HIV, um mit Sicherheit sagen zu können, daß in allen Gesellschaftsgruppen und -schichten weitere Ansteckungen vermieden werden, wenn es beim Geschlechtsverkehr nicht zum Austausch von Körperflüssigkeiten kommt, wenn Injektionsnadeln und andere Instrumente, die mit Blut kontaminiert (und damit möglicherweise infiziert) sind, nicht gemeinsam verwendet werden und wenn infizierte Frauen vermeiden, schwanger zu werden. Dies sind die drei verbleibenden Risikobereiche. Detaillierte Information über ›Safer Sex‹ und Risikoverminderung wird auf den Seiten 64ff gegeben.

Der Antikörpertest

Dieser Test wird oft fälschlich als AIDS-Test bezeichnet, fälschlich deshalb, da mit ihm nicht die AIDS-Erkrankung, sondern die Infektion mit dem HIV nachgewiesen wird. Er sollte daher richtig HIV-Test oder besser HIV-Antikörpertest heißen, da in den Standardtests Antikörper gegen das HIV und nicht – was zwar auch, wenn auch mit größerem technischen Aufwand, machbar ist – das Virus selbst nachgewiesen werden. Es ist daher ein indirekter Test. Die Standardtests sind der ›Enzym-gekoppelte Immunosorbent-Test‹ (ELISA von Enzyme Linked Immunosorbent Assay) und der sog. Western-Blot-Test. Gewöhnlich wird der ELISA als Suchtest genommen, da er sehr empfindlich ist und daher nur wenig ›falsch-negative‹ Ergebnisse, d.h. negative Ergebnisse, die eigentlich positiv ausfallen müßten (s.u.), zeigt. Ist der ELISA bei einer Person positiv, wird er wiederholt, und wenn er dann auch noch positiv ausfällt, nimmt man als Bestätigungstest den Western-Blot, der technisch aufwendiger, aber auch aussagekräftiger ist. Erst wenn auch dieser Test positiv ausfällt, soll der Betroffene benachrichtigt werden.

Wie sicher sind diese Tests? Bei jedem Testverfahren sind die Empfindlichkeit (Sensitivität) und die Genauigkeit (Spezifität), die über die Treffsicherheit des Tests Auskunft geben, charakteristisch für diesen und limitierend für seine Aussagekraft. Die *Sensitivität* ist die Wahrscheinlichkeit, mit der das Testergebnis positiv ausfällt, wenn Antikörper vorhanden sind. Je höher die Sensitivität eines Testverfahrens ist, desto geringer ist die Zahl der falsch-negativen Ergebnisse, die negativ ausfallen, obwohl z.B. Antikörper vorhanden sind. Die *Spezifität* ist dagegen die Wahrscheinlichkeit, mit der das Testergebnis negativ ausfällt, wenn z.B. keine Antikörper vorhanden sind. Ein hochspezifischer Test zeigt demnach wenig falsch-positive Ergebnisse an. Eine Schwierigkeit für die Auswertung von Testergebnissen beruht auch auf der Häufigkeit, mit der ein positiver Befund zu erwarten ist, also mit der z.B. Virusantikörper in einer untersuchten Population vorkommen. Gesetzt den Fall, das Virus und damit auch seine Antikörper kommen selten vor (z.B. sind nur 10 von 100000 Personen [0,01%] infiziert), dann ist die Chance, daß ein negatives Ergebnis richtig ist, größer, als wenn z.B. 30% infiziert sind. Bei positiven Ergebnissen ist das umgekehrt: Die Chance, daß bei niedriger Infektionsrate in der untersuchten Population (z.B. wieder 0,01%) ein positives Ergebnis richtig ist, ist geringer als bei hoher Infektionsrate. Insofern ist es sinnvoll, die im ELISA positiven Ergebnisse mit einem anderen Testverfahren zu kontrollieren, zumal es bei der hohen Sensitivität des ELISA relativ häufig, aufgrund welcher Ursachen auch immer (s.u.), zu falsch-positiven Ergebnissen kommt. 1986 wurden in einer Studie des Amerikanischen Roten Kreuzes die Testergebnisse von 11 Millionen Blutspendern ausgewertet: Im ersten ELISA waren ca. 31 000 (0,3%) positiv. Von diesen fielen im zweiten ELISA etwa 8000 erneut positiv aus, und im Western-Blot-Test blieben dann noch ca. 2400, also im ganzen etwa 0,02% positiv.

Falsch-positive Resultate im ELISA können bei verschiedenen rheumatischen oder Autoimmunkrankheiten auftreten. Da im Western-Blot Antikörper gegen einzelne HIV-Antigene nachgewiesen werden, können diese falsch-positiven Ergebnisse korrigiert werden. Falsch-negative Testergebnisse sind extrem selten (etwa 4% der ›echt-positiven‹ Resultate) und finden sich vor allem dann, wenn die Infektion noch so frisch ist, daß sich bisher keine oder nur wenige Antikörper bilden konnten. Der Test sollte daher, wenn die Möglichkeit einer Infektion besteht, nach einem bis drei Monaten wiederholt werden. Aus diesem Grund sollten auch Menschen, bei denen ein erhöhtes Infektionsrisiko besteht, trotz eines negativen Testergebnisses kein Blut, keinen Samen und keine Organe spenden.

In den meisten Fällen erfolgt die Serumkonversion, d.h. die Bildung von Antikörpern innerhalb der ersten zwölf Wochen nach Kontakt mit dem Virus (wenn sie überhaupt erfolgt). In einigen wenigen Fällen kann es auch bis zu einem Jahr, ganz selten sogar länger bis zur Serumkonversion dauern. Wenn bei einem Menschen, der sich mit HIV infiziert hat, die Serumkonversion noch nicht eingetreten ist, zeigt der Test natürlich (noch) nichts an. In diesem Stadium der Infektion können Virusträger mit einer Untersuchungsmethode, die das Virusantigen in den infizierten Zellen nachweist, identifiziert werden. Dieser Test hat aber wegen seiner geringen Sensitivität keinen signifikanten diagnostischen Stellenwert, da Virusantigene nur in etwa einem von tausend bis zehntausend Lymphozyten nachgewiesen werden können. Weitere Tests zum Antigennachweis und damit zur Früherkennung einer HIV-Infektion befinden sich zur Zeit in Entwicklung und sind zur Routine noch nicht geeignet. Die Probleme mit falsch-positiven und falsch-negativen Ergebnissen können möglicherweise bald der Vergangenheit angehören, da gegenwärtig immer genauere Testverfahren entwikkelt werden. Im Moment kann man nur feststellen, daß durch immer exaktere Testmethoden und die Hintereinanderschaltung von verschiedenen Testverfahren das Risiko, ein nicht zutreffendes Untersuchungsergebnis (falsch-positiv oder falsch-negativ) zu erhalten, auf ein vertretbares Minimum reduziert ist.

Jeder, der beabsichtigt, bei sich einen HIV-Test durchführen zu lassen, sollte sich über die Aussagemöglichkeit dieses Tests im klaren sein. Der Antikörper-Test ist kein Test für AIDS in dem Sinne, daß mit einem positiven Laborbefund die Diagnose ›AIDS‹ gestellt wird. Der Befund gibt lediglich Auskunft darüber, ob man sich mit dem Virus infiziert *und* Antikörper gebildet hat. Mehr nicht. Als solches ist es falsch, etwa zu sagen: ›Ich bin als HIV-positiv *diagnostiziert* worden‹, wenn der Befund ›positiv‹ war. Besser und genauer wäre es zu sagen: ›Bei mir wurden HIV-Antikörper gefunden‹ oder: ›Ich bin seropositiv‹. Der Test gibt keine weitere Information. Wenn z.B. HIV-Antikörper im Blut gefunden wurden, sagt das nichts darüber aus, wie lange man schon infiziert ist, wie weit die Infektion fortgeschritten ist, wie ansteckend man für andere ist (obwohl aus Sicherheitsgründen davon ausgegangen werden muß, daß die Ansteckungsfähigkeit ständig besteht und das ganze Leben lang bestehen bleiben wird – oder zumindest so lange, bis ein Wirkstoff gefunden wurde, der das Virus wirksam bekämpft) oder ob die Krankheit später einmal zum Ausbruch kommen wird. Wegen dieser nur beschränkten Aussagekraft des ›AIDS-Tests‹ stehen viele Leute auf dem Standpunkt, daß er – abgesehen von einigen wenigen Situationen, wie z.B. wenn eine Schwangerschaft geplant ist – ›nichts bringe‹ außer dauernder Angst und Depressionen, da die Menschen, die durch ihn als ›HIV-positiv‹ identifiziert wurden, nur noch ›auf ihr nahes Ende‹ warten würden.

Wer sich mit dem Gedanken trägt, den Test durchführen zu lassen, muß sich auch über die Motive, die ihn dazu bewegen, im klaren sein. Viele werden einfach nur wissen wollen, ob sie ›positiv‹ sind, weil sie vielleicht früher ein ›lockeres‹ Sexualleben geführt haben oder weil sie eventuell ihrem Partner nicht ganz trauen. Diese sollten sich aber auch die Frage stellen: ›Welchen besonderen Nutzen wird mir diese Information bringen – wobei hilft sie mir?‹ Für Menschen, die Gruppen mit bekannt hoher Infektionsverbreitung angehören, mag die Annahme, daß sie in der Vergangenheit vielleicht dem Risiko einer Infektion ausgesetzt waren, realistisch und sinnvoll sein. Da es aber für diese Menschen in erster Linie darum geht, die mögliche Infektion nicht weiterzuverbreiten oder – falls sie eventuell doch noch nicht infiziert sein sollten – zu bekommen, ist es mit Sicherheit zunächst sinnvoller, von jetzt an für immer ›Safer Sex‹ und andere, das Risiko vermindernde Praktiken anzuwenden. Ein positives Testergebnis allein wird sicherlich kaum dazu beitragen, daß ein solcher Entschluß gefaßt wird. Es kann auch nicht – wie oben schon mehrfach ausgeführt – die Diagnose ›AIDS‹ gestellt werden, zumal die HIV-assoziierten Krankheiten in fast allen Fällen auch ohne HIV-Antikörpernachweis sicher diagnostiziert werden können.

Als HIV-positiv identifiziert zu sein, bringt – außer rein psychischen – auch eine Reihe anderer Probleme mit sich. Es ergeben sich im täglichen Leben z.B. praktische Konsequenzen derart, daß es schwierig wird, Krankenversicherungen oder Lebensversicherungen, die man eventuell zur Absicherung von Bankdarlehen o.ä. benötigt, abzuschließen. Es gibt auch Ärzte und Zahnärzte, die HIV-Positiven sehr deutlich zu verstehen geben, daß sie keinen Wert auf ihre Behandlung legen. Am Arbeitsplatz kann es Probleme geben, die dazu führen, daß der/dem HIV-Positiven gekündigt wird oder sie/er nicht eingestellt wird, wenn der Testbefund dem (zukünftigen) Arbeitgeber bekannt wird. In allen diesen Lebenslagen kann ein positiver Testbefund für die/den Betroffene(n) weitreichende – und in der Regel eher nachteilige – Auswirkungen haben.

Manche Menschen wollen den HIV-Test vielleicht durchführen lassen, weil sie Geschlechtsverkehr mit einem oder mehreren Partnern hatten, die sie im Verdacht haben, möglicherweise HIV-infiziert zu sein oder einer Risikogruppe anzugehören. Dies kann eventuell dann zu einer ernsteren Sorge werden, wenn man z.B. plant, eine Familie zu gründen, oder eine neue Beziehung eingehen möchte. Andere fühlen sich vielleicht seit einiger Zeit nicht gesund oder haben kleinere, hartnäckige oder unerklärliche Beschwerden – ein Antikörpertest könnte eine HIV-Infektion als Ursache ausschließen. In wiederum anderen Fällen könnten Menschen Bluttransfusionen erhalten haben zu einer Zeit, als die Ursache von AIDS noch nicht bekannt war, und besorgt sein, daß sie auf diesem Weg angesteckt worden sein könnten.

Es muß jedoch auch ein anderer Gesichtspunkt berücksichtigt werden: Bis vor nicht allzu langer Zeit haben sich viele Leute aus den sog. Risikogruppen auch deshalb nicht testen lassen, da sie sich – nicht ganz zu Unrecht – sagten, ein Test habe keine therapeutischen Konsequenzen. Inzwischen weiß man aber aus verschiedenen groß angelegten Studien, daß eine frühzeitige Therapie sowohl die Überlebenszeit verlängern als auch die Lebensqualität verbessern kann. Frühzeitig meint hier ein Stadium, in dem bisher keine Symptome aufgetreten sind, jedoch schon ein mehr oder weniger fortgeschrittener Immundefekt nachweisbar ist. Diese frühzeitig durchgeführten therapeutischen Möglichkeiten bestehen in erster Linie in einer Infektionsprophylaxe und in einer relativ niedrig dosierten medikamentösen Behandlung und sollten nicht mit den früher, in einem späten Stadium, in dem der Patient oft keine physischen Reserven mehr hatte, durchgeführten Maximalbehandlungen gleichgesetzt werden. Es sprechen also auch gute Gründe dafür, den HIV-Test bei sich durchführen zu lassen, wenn man einer Risikogruppe angehört oder einen wirklich fundierten Verdacht hat, sich infiziert zu haben.

Die hier dargestellten, vielleicht widersprüchlich anmutenden Gründe für und gegen die Durchführung des HIV-Tests machen deutlich, daß man sich immer nur nach einem ausführlichen Gespräch über seine individuellen Beweggründe mit einem entsprechend erfahrenen Berater untersuchen lassen sollte. Nur dann sollte man sich testen lassen, wenn man sich über alle Konsequenzen, die ein möglicherweise positives Testergebnis mit sich bringen würde, im klaren ist. Erfahrene Berater finden sich in den verschiedenen AIDS-Beratungsstellen, wenn der Hausarzt mit dem Problem eventuell überfordert sein sollte. Sicherlich kann er aber zunächst immer weiterhelfen.

Der Verlauf der HIV-Infektion*

Die Mehrzahl der HIV-positiven Menschen fühlt sich immer oder meistens vollkommen gesund und wohl. Körperliche Symptome, die ein seropositiver Mensch bemerkt, sind meistens auf Umstände zurückzuführen, die mit der HIV-Infektion überhaupt nichts zu tun haben. Schließlich macht sie nicht gegen andere Krankheiten immun. Ebensowenig macht das HIV auch anfälliger für gewöhnliche Infektionskrankheiten wie Erkältung, Grippe usw. – eine nur langsam abklingende Erkältung sollte daher nicht als ein Zeichen dafür angesehen werden, daß das Immunsystem angegriffen sei.

Die Ansteckung mit dem HIV findet im allgemeinen beim Geschlechtsverkehr statt oder bei Drogenkonsumenten, die sich intravenös spritzen, durch gemeinsamen Gebrauch von Injektionsnadeln und Spritzen. Auf die Infektion folgt die Bildung von Antikörper gegen das HIV. In den meisten Fällen können diese innerhalb von drei Monaten nach der Ansteckung mit dem HIV-Antikörpertest nachgewiesen werden. In seltenen Fällen kann es bis zu zwölf Monaten oder sogar noch länger dauern, bis nachweisbare Antikörper gebildet worden sind. Diesen Vorgang, wenn die Antikörper nachweisbar werden und man HIV-positiv wird, nennt man Serokonversion.

Manche Menschen fühlen sich während der Serokonversion krank, meistens treten während dieser Zeit jedoch keinerlei Symptome auf. Es ist noch unklar, warum diese Unterschiede bestehen. Wenn jedoch eine Erkrankung auftritt, hat diese ähnliche Symptome wie die infektiöse Mononukleose (Pfeiffersches Drüsenfieber): Man hat Fieber verbunden mit einer allgemeinen Schwellung der Lymphknoten, Muskel-, Glieder- und Halsschmerzen, manchmal mit Hautausschlag. Dieses Krankheitsbild dauert normalerweise 3 bis 14 Tage und wird als ›akute HIV-Infektion‹ bezeichnet.

*) Dieses Kapitel wurde von Dr. Chris Carne, Dozent für Urologie, Middlesex Hospital Medical School, geschrieben.

Ganz selten kann das HIV in diesem Stadium das Nervensystem befallen. Es treten dann Symptome wie bei einer Entzündung der Hirnhäute, einer Meningitis auf: starke Kopfschmerzen, Nackensteifigkeit, Fieber und Empfindlichkeit gegenüber Licht. Alle Beschwerden, die zur Zeit der HIV-Infektion auftreten, bessern sich von selbst und vergehen innerhalb weniger Wochen ohne spezielle Therapie. Nötig sind allenfalls so einfache Mittel wie Kopfschmerztabletten und Ruhe.

Das Auftreten von Lymphknotenschwellungen

Bei Menschen, die schon seit Monaten oder Jahren mit HIV infiziert sind, kann eine generalisierte Schwellung der Lymphknoten, besonders am Hals oder in den Achselhöhlen, auftreten. Diesen Zustand nennt man Lymphadenopathiesyndrom (LAS oder PGL von ›Persistent Generalized Lymphadenopathy‹). Die Definition des LAS ist ziemlich eng gefaßt: Lymphknotenschwellungen von mindestens 1 cm Durchmesser an mindestens zwei verschiedenen Körperregionen (außer in der Leiste, da dort fast jeder vergrößerte Lymphknoten hat) für mindestens drei Monate bei positiver HIV-Serologie. Die meisten Menschen, die einen Infekt durchgemacht und Antikörper gegen die Erreger gebildet haben, haben auch bis zu einem gewissen Grad und über mehr oder weniger lange Zeit angeschwollene Lymphknoten.

Lymphknoten haben die Eigenschaft, ihre Größe mit ihrem Funktionszustand zu verändern; sie schwellen besonders dann an, wenn sich der Körper mit bestimmten Infektionen auseinandersetzt. Zu solchen Zeiten schmerzen sie auch häufig. Angeschwollene oder schmerzende Lymphknoten sollten also kein Grund zur Besorgnis sein, da sie nur Ausdruck dafür sind, daß der Körper irgendeinen Infekt abwehrt. Aber Schmerzen oder eine übermäßige Anschwellung, oft auch verbunden mit Fieber, sollten Anlaß dazu geben, sich zu schonen. Meistens bilden sich die vergrößerten Lymphknoten im Verlauf von Jahren allmählich wieder zurück. Wenn jedoch eine Lymphknotenschwellung, nachdem sie über einen längeren Zeitraum bestanden hat, plötzlich verschwindet oder wenn Lymphknoten rasch an einer einzigen Stelle anschwellen, sollte man einen Arzt aufsuchen, da dann möglicherweise ein anderes Problem vorliegen könnte.

HIV-infizierte Menschen – mit oder ohne LAS – sind anfällig für bestimmte Hautkrankheiten. Am häufigsten tritt die ›seborrhoische Dermatitis‹ auf, bei der sich die Haut im Bereich der Augenbrauen, des Barts, in der Falte der Nasenflügel sowie am Rumpf und an den Gliedern rötet und schuppt. Weiterhin finden sich bei HIV-positiven Patienten auch eine Follikulitis (Infektion der Haarfollikel), eine Xerodermie (trockene Haut), durch Pilze oder Bakterien hervorgerufene Hautinfektionen oder ein Herpes zoster (Gürtelrose), eine schmerzhafte Infektion der Nervenwurzeln einer bestimmten Körperregion durch Windpockenviren, wobei ein stark schmerzender Hautausschlag im Gesicht oder am Körper so gut wie ausschließlich auf eine Körperseite beschränkt auftritt. Bei Patienten, die an einem Herpes genitalis leiden, wird diese Krankheit meist noch beschwerlicher, wenn sie mit HIV infiziert sind.

Manche Symptome, die bei HIV-Infizierten auftreten können, sind ein Hinweis darauf, daß das Immunsystem angegriffen ist. Dies sind z.B. Fieber oder erhöhte Temperaturen, Durchfälle, die über länger als einen Monat bestehen bleiben und für die man keine andere Ursache als das HIV findet, oder Gewichtsabnahme von mehr als 10% des Körpergewichts. Ein weiterer Befund, der auf eine beginnende bzw. zunehmende Immunschwäche hindeutet, ist der Mundsoor, eine Pilzinfektion, die zu einer Entzündung der Mundschleimhaut mit weißen Stippchen (Flecken) führt. Diese Symptome rechtfertigen noch nicht, die Diagnose ›AIDS‹ zu stellen, man nennt diesen Symptomenkomplex ARC (von AIDS Related Complex, auf deutsch etwa: mit AIDS verwandter Komplex). Diesen Patienten geht es aufgrund ihrer HIV-Infektion schlecht, die Wahrscheinlichkeit, daß sie AIDS bekommen, ist höher als bei denen, die ›nur‹ HIV-positiv sind, aber keine Symptome haben.

Ein Symptom, das bei LAS- und AIDS-Patienten oft auftritt, sind Phasen schwerer Müdigkeit und Abgeschlagenheit, die plötzlich und ohne Vorwarnung auftreten können. Sie können Tage und Wochen andauern und sehr unterschiedlich und wechselnd ausgeprägt sein.

AIDS

Nur ein kleiner Teil aller HIV-Infizierter hat AIDS. Viele Untersuchungen haben gezeigt, daß während eines Beobachtungszeitraums von drei Jahren ungefähr 10% der HIV-Infizierten das Vollbild von AIDS entwickeln. Allerdings beträgt die durchschnittliche Inkubationszeit von AIDS mehr als fünf Jahre, so daß über einen längeren Beobachtungszeitraum hinweg der Anteil derer, die die Krankheit bekommen, höher als 10% der Infizierten sein wird. Wenn man einmal mit dem HIV infiziert ist, bleibt das Virusgenom – wie oben schon gesagt – lebenslang eingebaut in das Genom einiger weniger Zellen im Organismus. Das HIV und AIDS sind noch nicht lange genug bekannt, als daß man die ganze Entwicklung der Infektion über lange Zeiträume hinweg beurteilen könnte. Es ist daher nicht möglich zu sagen, welcher prozentuale Anteil aller Infizierter letztlich AIDS bekommen wird. Die Patienten mit dem Vollbild von AIDS können entweder lebensbedrohliche opportunistische Infektionen oder bösartige Tumoren oder gar beides bekommen. Der Begriff ›opportunistisch‹ bedeutet, daß der Erreger – außer für Patienten mit einem Immundefekt, also z. B. auch Krebskranke – ansonsten vollkommen harmlos ist und nur die desolate Situation seines abwehrgeschwächten Opfers ›ausnutzt‹. Die opportunistischen Infektionen befallen die Lunge, den Magen-Darm-Trakt und das Nervensystem.

Ungefähr die Hälfte aller AIDS-Kranken hat als erstes Anzeichen von AIDS eine Infektion der Atmungsorgane. Obwohl es mehrere verschiedene Erreger gibt, die bei AIDS Lungenentzündungen hervorrufen, ist der weitaus häufigste *Pneumocystis carinii*. Man findet ihn in der Lunge vieler Menschen, wo er jedoch keinerlei Schaden anrichtet, solange das Immunsystem funktioniert. Normalerweise findet man ihn nur in geringen Mengen, aber bei einem Immundefekt nützt er die Gelegenheit aus, sich stark zu vermehren, wodurch dann eine lebensbedrohliche Lungenentzündung entsteht. Die meisten gewöhnlichen Infektionen, an denen AIDS-Patienten leiden, entstehen dadurch, daß ein Erreger, der schon längere Zeit im Körper ist, reaktiviert wird, und nicht durch neu erworbene Erreger.

Patienten mit einer Pneumocystis-carinii-Pneumonie (PCP) leiden an einem trockenen Husten, Atemnot und Fieber. Die Symptome nehmen normalerweise im Verlauf von mehreren Wochen allmählich zu. Die Diagnose wird im allgemeinen durch eine Röntgenuntersuchung der Lunge gestellt, bei der sich eine diffuse, verschwommene (›milchglasartige‹) Verschattung zeigt – anders als bei den meisten anderen Pneumonien. Eventuell muß noch eine Spiegelung der Bronchien (Bronchoskopie) zur Sicherung der Diagnose durchgeführt werden. Die Behandlung erfolgt mit hohen Dosen des Antibiotikums Cotrimazol, das bei dieser Dosierung intravenös injiziert wird. Gelegentlich, z. B. bei Allergien gegen Sulfonamide, wird auch ein anderes Antibiotikum, Pentamidin, gegeben. Die überwiegende Mehrzahl der AIDS-Patienten, die an dieser Pneumonie leiden, erholt sich wieder, wenn die Behandlung im Krankenhaus rechtzeitig erfolgt. Allerdings besteht immer die Gefahr eines Rückfalls. Um diesem vorzubeugen, hat es sich bewährt, alle zwei bis vier Wochen eine Inhalation mit Pentamidin durchzuführen. Die prophylaktische Behandlung wird auch für alle HIV-Infizierten ohne Symptome, aber mit schon fortgeschrittenem Immundefekt empfohlen (s. u.). Wenn Pentamidin aus irgendeinem Grund nicht vertragen wird, was nur selten vorkommt, kann die Rückfallprophylaxe auch mit niedrigen Dosen Cotrimazol, das dann als Tablette eingenommen wird, durchgeführt werden.

Opportunistische Infektionen des Magen-Darm-Trakts sind von sehr unterschiedlicher Natur. So kann ›Soor‹, wegen seines Erregers *Candida albicans* auch unter dem Namen Candidiasis bekannt, Mund, Rachen und Speiseröhre befallen und erhebliche Schluckbeschwerden verursachen. Der Speiseröhren-Soor ist – im Gegensatz zum Mund-Soor – eine Erkrankung, auf die sich u.a. die Diagnose ›AIDS‹ stützt. Diese Erkrankungen reagieren meist sehr gut auf eine antimykotische Behandlung mit Suspensionen, Tabletten oder – in seltenen Fällen – mit Injektionen. Verschiedene Erreger rufen Durchfallerkrankungen hervor, die häufigsten sind Cryptosporidien, die sich oft jeder Behandlung hartnäckig widersetzen. In vielen Fällen läßt sich bei AIDS-Patienten, die an Durchfall leiden, überhaupt kein opportunistischer Erreger nachweisen. Hier muß dann mit einfachen antidiarrhoischen Mitteln, von denen es viele verschiedene, wie z.B. Kohletabletten, gibt, behandelt werden. Diese Durchfälle ohne Erregernachweis sind in der Regel Ausdruck einer Darmbeteiligung der HIV-Infektion selbst. Eine weitere bei AIDS häufiger auftretende Erkrankung des Enddarms wird im Analbereich durch Herpes genitalis verursacht. Das Medikament ›Aciclovir‹ ist bei der Behandlung dieser Erkrankung sehr gut wirksam, jedoch treten die Erscheinungen nach Absetzen des Medikaments häufig bald wieder auf.

Auch das Nervensystem kann auf verschiedene Arten befallen werden. Manche der neurologischen Störungen, die bei AIDS-Patienten auftreten, sind keine Tumoren oder opportunistische Infektionen des Gehirns, sondern die primär-neurologischen Auswirkungen von HIV. Die häufigste dieser Störungen heißt ›subakute Enzephalitis‹ und ist eine Entzündung des Gehirns durch das HIV, das – wie oben schon erwähnt – auch Zellen des Zentralnervensystems befallen kann. Sie ist charakterisiert durch den allmählichen Verlust der geistigen Fähigkeiten und kann zu einer schweren Demenz führen. HIV befällt gelegentlich auch das Rückenmark oder die peripheren Nervenzellen und verursacht Schwäche in den Beinen und Gefühlsstörungen. Zu einer Meningitis, einer Entzündung der weichen Hirnhäute, kann die Infektion mit Kryptokokken – das sind Pilze – führen. Dabei kommt es zu anhaltenden Kopfschmerzen, Fieber und Photophobie, einer übermäßigen Lichtunverträglichkeit der Augen. Die Erkrankung muß im Krankenhaus mit intravenös verabreichten Medikamenten behandelt werden. Eine anschließende Erhaltungstherapie mit einem Antimykotikum sollte immer durchgeführt werden. Manche Patienten bekommen auch eine Toxoplasmose des Gehirns. Sie führt zu Anfällen, Kopfschmerzen, Müdigkeit und Schwäche bis hin zu Lähmungen in einem oder mehreren Gliedmaßen. Die Diagnose wird durch eine Computertomographie (abgekürzt CT) gestellt. Die Behandlung erfolgt mit einer Kombination von verschiedenen

Medikamenten (z. B. Sulfadiazin, Pyrimethamin und Folinsäure). Eine Entzündung eines oder beider Augen kann das Cytomegalie-Virus (CMV) hervorrufen. Diese CMV-Retinitis spricht gut an auf die Behandlung mit Ganciclovir, einem Virostatikum, und mit einem spezifischen Hyperimmunserum, d. h. einem Sammelserum mit einem hohen Titer an Immunglobulinen gegen CMV von Patienten, die diesen Infekt schon durchgemacht haben. Unbehandelt führt sie zu einem Verlust des Sehvermögens bis hin zu vollständiger Blindheit.

Der bei AIDS-Patienten weitaus am häufigsten auftretende Tumor ist das *Kaposi-Sarkom* (KS), ein Hautkrebs. Dieser Tumor war vor dem Auftreten der AIDS-Epidemie sehr selten, aber man hatte den klassischen Typus dieses Tumors schon in Zentralafrika, bei älteren Männern aus dem Mittelmeerraum und bei einigen mit immunsuppressiv wirkenden Medikamenten behandelten Patienten gesehen. Die verschiedenen Formen des KS unterscheiden sich etwas voneinander in Aussehen und Verhalten. Die Form des KS, die bei AIDS-Patienten auftritt, ist fast immer aggressiver als die übrigen Arten. Das KS bei AIDS-Patienten kann überall in der Haut und den Schleimhäuten besonders des Magen-Darm-Traktes beginnen. In den frühen Stadien erscheint es als kleiner rosaroter bis violetter Fleck, oft mit nur ein paar Millimeter Durchmesser, fast wie ein kleiner Bluterguß, der aber nicht wieder verschwindet. Normalerweise bildet sich um eine neue KS-Läsion (= ›Flecken‹) herum ein bräunlich-gelber Hof. Diese Läsionen sind schmerzlos und jucken auch nicht. Wenn man mit den Fingern über eine solche Läsion fährt, fühlt sie sich leicht erhaben wie ein dünnes Scheibchen an. KS-Läsionen verschwinden sehr selten von selbst wieder. Mit der Zeit können sie größer werden, überall auf der Hautoberfläche auftreten und auch innere Organe befallen. Gelegentlich beginnt das KS auch in inneren Organen, wie etwa einem Lymphknoten. Ein Befall des Gehirns oder der Lunge ist eine besonders ernste Komplikation, Läsionen der Darmschleimhaut können bluten und so zu einer Anämie führen. Das Ziel der Behandlung des KS ist es, die Lebensqualität zu verbessern und das Leben dabei möglichst zu verlängern. Eine Heilung des KS ist zur Zeit nicht möglich. Bei der Behandlung unterscheidet man lokale von systemischen (= allgemeinen) Therapiearten. Eine lokale Behandlung wird vor allem aus kosmetischen Gründen durchgeführt, z. B. bei Läsionen im Gesicht und an anderen unbedeckten Körperstellen. Neben der operativen Entfernung wird häufig eine lokale Strahlentherapie angewandt. Die benötigte Strahlendosis ist sehr gering, der Strahl wird ausschließlich auf die zu behandelnde Läsion gerichtet, so daß das übrige Gewebe geschont wird und keine der üblichen Nebenwirkungen einer hochdosierten Strahlenbehandlung auftritt. Manchmal kann das KS, besonders beim Befall von Lymphknoten, den Abfluß der

Gewebsflüssigkeit (›Lymphe‹) aus einzelnen Körperteilen behindern und so zu Ödemen, d.h. Schwellungen durch Flüssigkeitsansammlung in den Geweben der befallenen Körperteile, führen. Auch hier können durch eine Bestrahlung des Kaposi-Herdes die Ödeme reduziert oder gar behoben werden. Auch bei schmerzhaften KS-Läsionen kann eine Herdbestrahlung hilfreich und lindernd sein. Eine weitere lokale Behandlungsmöglichkeit besteht darin, daß man in die Läsion ein Zytostatikum spritzt.

Zur systemischen Behandlung des KS gibt es zwei grundsätzlich verschiedene Methoden: Die Verabreichung von Zytostatika und die Behandlung mit Alpha-Interferon. Der Begriff ›zytostatisch‹ bedeutet, daß das Medikament das Tumorwachstum hemmt und die Tumorzellen abtötet. Die Wirkung eines Zytostatikums ist jedoch nicht nur auf Krebszellen beschränkt, sondern hemmt das Wachstum aller Körperzellen, so daß – besonders bei hoher Dosierung – ernste Nebenwirkungen auftreten können. Diese sind bei den verschiedenen Medikamenten unterschiedlich und dosisabhängig. Besonders betroffen von den Nebenwirkungen sind die Zellen des Körpers, die sich besonders schnell teilen, in erster Linie die Zellen des blutbildenden Knochenmarks und des Immunsystems. Aus diesem Grund müssen die Vor- und Nachteile beim Einsatz solcher Medikamente genau abgewogen werden. Man wendet sie möglichst nur in kleinen Dosen an, um die Nebenwirkungen auf ein Minimum zu beschränken. Oft wird in der Krebstherapie eine Kombination verschiedener Zytostatika genommen, da bei der richtigen Kombination der tumorzerstörende Effekt gesteigert und die Nebenwirkungen vermindert werden können.

Alpha-Interferon ist ein Protein (= Eiweißstoff), das eine wichtige Funktion bei der Steuerung des Immunsystems hat. Es kann in Gewebekulturen oder gentechnologisch in größerem Umfang hergestellt werden. Es wirkt stimulierend auf das Immunsystem und hat gleichzeitig eine antivirale Wirkung. Man injiziert es mehrmals wöchentlich. Grob betrachtet zeigt etwa ein Drittel der Patienten mit KS, die mit Interferon behandelt werden, eine Besserung, ein Drittel bleibt konstant und ein Drittel verschlechtert sich weiterhin. Leider ist aber nur bei einem Teil der Patienten, die auf das Medikament ansprechen, die Wirkung von längerer Dauer, bei den anderen kommt es nach einem mehr oder weniger langen Intervall wieder zu einer Zunahme der Läsionen. Die Nebenwirkungen sind Symptome, die man bei einer Grippe hat, ähnlich. Sie lassen jedoch nach einer mehr oder weniger langen Behandlungszeit nach. Um sie möglichst gering zu halten, beginnt man die Behandlung mit einer niedrigen Dosis und steigert diese langsam.

Seltener – wenn auch häufiger als bei der übrigen Bevölkerung – treten bei AIDS-Patienten Non-Hodgkin-Lymphome auf. Es handelt sich hierbei um eine Gruppe bösartiger Erkrankungen des lymphatischen Systems, also vor allem der Lymphknoten. Treten Non-Hodgkin-Lymphome bei HIV-positiven Patienten auf, ist damit die Voraussetzung für die Diagnose ›AIDS‹ nach der CDC-Definition erfüllt. Die Non-Hodgkin-Lymphome werden auch mit verschiedenen Zytostatika behandelt, doch ist bei AIDS-Patienten der Erfolg meist nur gering.

Auf der Suche nach wirksamen Medikamenten gegen die HIV-Infektion wurden verschiedene Wege beschritten. Die ersten Erfahrungen sammelte man mit sog. Immunmodulatoren, einer Gruppe von Stoffen, die das Immunsystem stimulieren. Dazu gehören z. B. das Gamma-Interferon, Interleukin 2 oder Isoprinosin, Substanzen, die zu einer Vermehrung der T4-Lymphozyten führen. Dabei zeigte sich, daß an der Zahl der T4-Zellen gemessen die immunologische Situation der Patienten besser wurde. Mit den T4-Lymphozyten hat sich aber auch häufig das Virus vermehrt, so daß dieser Weg – zumindest solange das jeweilige Medikament allein eingesetzt wird – als in die falsche Richtung weisend erkannt wurde.

Schon sehr früh wurden Medikamente erprobt, die die Reverse Transkriptase des HIV hemmen. Wie wir im ersten Kapitel gesehen haben, ist dieses Enzym notwendig, um die HIV-RNS in DNS zu ›transkribieren‹, d. h. zu übertragen, so wie z. B. von einem Negativ eine fertige Fotografie abgezogen wird. Diese DNS wird dann in das Genom, also die DNS der Wirtszelle eingebaut. Diese RNS-DNS-Transkription kann mit bestimmten Medikamenten gehemmt werden, so daß sich das Virus nicht mehr vermehren kann. Bei uns wurde aus dieser Gruppe von Medikamenten bisher nur das AZT (= 3' azido-3-deoxythymidin), auch Zidovudin, mit dem Handelsnamen Retrovir zugelassen. Neben einer direkten Hemmung der HIV-codierten reversen Transcriptase wird es anstelle des Thymidins, einer sog. DNS-Base, in die von der Virus-RNS codierte DNS eingebaut. Dort, wo das AZT in die wachsende DNS-Kette eingebaut wird, bricht diese ab. Die überwiegend in höheren Dosierungen auftretenden z. T. ernsten Nebenwirkungen des AZT beruhen möglicherweise darauf, daß es nicht nur in die von der HIV-RNS codierte DNS eingebaut wird, sondern gelegentlich auch in die DNS anderer Zellen des Körpers, die sich zur Teilung anschicken und dazu ihre DNS verdoppeln. Betroffen sind davon vor allem die Zellen, die sich besonders häufig teilen, in erster Linie die blutbildenden Zellen des Knochenmarks. Als häufigste Nebenwirkung wird eine Verminderung der roten Blutkörperchen, also eine Anämie beobachtet, die sich jedoch mit Bluttransfusionen teilweise beheben läßt. Gravierender, wenn auch seltener, sind eine Verminderung der weißen Blutkörperchen und/oder der Blutplättchen. Diese Nebenwirkungen können einen Therapieabbruch oder eine Therapieunterbrechung notwendig machen. Da sie dosisabhängig sind, ist man in letzter Zeit von den anfänglich sehr hohen Dosierungen (6 bis 8 × 250 mg/Tag) zugunsten niedriger Dosen (z. B. 2 × 250 mg/Tag) abgekommen. Auch wird in letzter Zeit vielfach empfohlen, nicht nur die schwer an AIDS und opportunistischen Infektionen Erkrankten hochdosiert mit AZT zu behandeln, sondern mit einer niedrigen Dosierung von 500 mg/Tag alle die zu versorgen, bei denen ein Immundefekt mit weniger als 500 T4-Lymphozyten/µl besteht. Studien haben gezeigt, daß bei einer so behandelten Gruppe von HIV-Infizierten ein Fortschreiten des Immundefekts im Vergleich zu einer nicht so behandelten Gruppe verlangsamt oder sogar aufgehalten werden kann, AIDS also möglicherweise erst später auftritt. Die darauf basierende Empfehlung, doch alle Infizierten mit weniger als 500 T4-Zellen/µl so zu behandeln, wurde mit dem Einwand kritisiert, daß damit eventuell eine Resistenz gegenüber AZT entstehen könnte, wodurch es für eine spätere Behandlung nicht mehr in Betracht käme. Letztlich muß in jedem einzelnen Fall der im Umgang mit diesem Medikament erfahrene Arzt entscheiden, wie und wann er seinen Patienten AZT verordnet. Derzeit werden z. T. schon in klinischen Studien Reverse-Transkriptase-Hemmer getestet, die bei gleich guter Wirkung ein anderes Nebenwirkungsspektrum haben sollen, so daß auch eine Kombination mit AZT möglich wäre.

Aber auch andere therpeutische Ansätze zur Unterbrechung des Vermehrungszyklus von HIV, von der Bindung des Virus an die Treffzelle über die Reverse Transkription, den Einbau der HIV-codierten DNS bis hin zur Störung der Virusprotein-Synthese und der Virus-Ausschleusung aus der Zelle, werden auf ihre Durchführbarkeit hin geprüft oder sind in Entwicklung.

Eine weitere Möglichkeit, die Ausbreitung der AIDS-Epidemie einzudämmen, ist, gefährdete Personengruppen zu impfen. Theoretisch gibt es verschiedene Ansatzpunkte für solche Impfungen. So kann sie – um nur einige Möglichkeiten zu nennen – mit Totvakzinen, d. h. Impfstoffen aus abgetöteten oder gentechnologisch veränderten HIV, mit Lebendvakzine, wobei das früher zur Pockenschutzimpfung benützte Vaccinia-Virus mit HIV-Oberflächenantigen versehen wurde, oder schließlich mit sog. Spaltvakzinen, die aus einzelnen oder zu unterschiedlichen Konfigurationen zusammenkombinierten HIV-Oberflächenantigenen bestehen, durchgeführt werden. Doch treten bei der Entwicklung solcher Impfstoffe noch erhebliche Probleme auf. So soll der gegen HIV Geimpfte sowohl gegen das Virus als auch gegen Virus-infizierte Zellen Antikörper entwickeln. Dann stellt die sog. genetische Varianz der Oberflächen-Glykoproteine, wovon schon früher die Rede war, eine Schwierigkeit dar. Schließlich können die Impfstoffe nicht an Versuchstieren auf ihre Wirksamkeit hin getestet werden. Lediglich Primaten lassen sich mit HIV infizieren, erkranken aber nicht, obwohl sich das Virus in ihnen vermehrt. Zudem stehen weltweit für die gesamte medizinische Forschung nur ca. 600 Primaten, die sich in Gefangenschaft kaum züchten lassen, zur Verfügung. Derzeit wird in den USA ein von Salk, dem ›Vater‹ des Polio-Impfstoffs, entwickelter Impfstoff an Freiwilligen erprobt.

Bis es soweit sein wird, daß die Ausbreitung von AIDS durch Impfungen eingedämmt oder die HIV-Infektion effektiv mit vertretbaren Nebenwirkungen behandelt werden kann, müssen weiterhin die opportunistischen Infektionen, die ja letztlich zum Tod des Patienten führen, möglichst früh erkannt und behandelt werden, oder besser noch ihnen vorgebeugt werden. So kann man das Auftreten oder ein Rezidiv einer Pneumocystis-carinii-Pneumonie mit Pentacarinat-Inhalationen weitgehend verhindern. Zur Rezidivprophylaxe kann auch eine niedrig dosierte Antibiotika-Dauerbehandlung (s.o.) durchgeführt werden. Zur Behandlung und Rezidivprophylaxe einer CMV-Infektion stehen mit dem erst kürzlich entwickelten Ganciclovir und mit Hyperimmunseren gut wirksame Mittel zur Verfügung. Herpes-simplex- und Varicella-Zoster-Infektionen können frühzeitig mit Aciclovir behandelt schnell abheilen. Aciclovir in relativ niedriger Dosierung als Dauertherapie kann das häufig rezidivierende Auftreten von Herpes-simplex-(genitalis-)Infektionen verhindern. Zur Behandlung bzw. Rezidivprophylaxe der Toxoplasmose wird das alte Malariamittel Fansidar sowie Folinsäure und Pyrimethamin eingesetzt. Außerdem kann die Schwere der opportunistischen Infektionen durch regelmäßige Infusionen mit Gammaglobulinen (d.h. polyspezifischen Immunseren) gemildert werden. Schließlich muß die Zukunft noch zeigen, ob die in letzter Zeit propagierte, niedrig dosierte AZT-Behandlung von HIV-Infizierten mit beginnendem Immundefekt von länger anhaltendem Nutzen sein wird.

Die Aufzählung der therapeutischen Möglichkeiten kann aus verschiedenen Gründen keinen Anspruch auf Vollständigkeit erheben: Erstens können in der hier notwendigen Kürze nicht alle, z.T. noch in Erprobung befindlichen Mittel genannt werden; zweitens lernen alle, die sich mit der Behandlung von AIDS und seinen Komplikationen befassen, immer mehr dazu über den Umgang mit den zur Verfügung stehenden Mitteln, und drittens wurde bewußt auf eine Auflistung sog. alternativer Behandlungsmethoden und -mittel, die z.T. nur von recht zweifelhaftem Wert sind und deren therapeutischer Nutzen nicht erwiesen ist, verzichtet.

Vor allem soll diese kurze Aufstellung der therapeutischen Möglichkeiten zeigen, daß die gesundheitliche Situation der HIV-Infizierten und an AIDS Erkrankten nicht so hoffnungslos und die Lage der Betroffenen nicht so desolat ist, wie sie den selbst Betroffenen und ihren Angehörigen oft erscheinen mag, und daß in allen Stadien der HIV-Infektion Behandlungs-

Klinik	Centers for Disease Control (CDC)	Walter Reed (WR)	HIV	cLAP	CD4	HR	C	oI	Brodt et al.
keine Symptome, HIV–		0:	–	–	>400	n	–	–	1a: gesunde Personen aus Risikogruppen, HIV–
akute HIV-Infektion	I: akute Infektion mit mononukleose-ähnlichen Symptomen								1b: gesunde Personen mit HIV-Infektion, HIV+
keine Symptome, HIV+	II: Asymptomatische Infektion, keine Symptome, HIV+	1:	+	–	>400	n	–	–	
Lymphadenopathie (»LAS«)	III: Persisitierende generalisierte Lymphadenopathie: LK (>1 cm) an mindestens 2 extrainguinalen Lokalisationen, >3 Monate	2:	+	+	<400	n	–	–	2a: Patienten mit HIV-Infektion, (HIV+ und/oder Symptome eines »LAS«) sowie einem mäßigen zellularen Immundefekt (CD4/CD8 $\leq$0,5–1,0)
»ARC«	IV: übrige HIV-Krankheiten: A: allgemeine Symptome: Fieber, Gewichtsverlust, Diarrhö	3:	+	±	<400	n	–	–	
		4:	+	±	<400	p	–	–	2b: Patienten wie 2a, aber mit schwerem zellularen Immundefekt (CD4/CD8 <0,5 und CD4 $\leq$350/µl)
	B: neurologische Erkrankungen: Demenz, Myelopathie, periphere Neuropathie	5:	+	±	<400	k	+	–	
AIDS	C-1 und C-2: sekundäre Infektionskrankheiten D: Sekundärmalignome: Kaposi-Sarkom, NHL, primäre Lymphome des Gehirns E: andere Erkrankungen bei HIV-Infektion	6:	+	±	<400	pk	±	+	3: Patienten mit AIDS (CDC-Definition)

Tab. 1 Synopsis verschiedener Stadieneinteilungen der HIV-Infektion (aus H. Begemann und M. Begemann: Praktische Hämatologie, Thieme-Verlag Stuttgart, New York 1989); HIV– = negativer, HIV+ = positiver Nachweis von Antikörper gegen das HIV; LK = Lymphknoten; NHL = Non-Hodgkin-Lymphome; cLAP = chronische Lymphadenopathie; CD4 = Anzahl der T4-Lymphozyten/µl; HR = Reaktion im Intrakutantest (z. B. Multitest Mérieux): n = normal, p = partiell und k = komplett verminderte Reaktion; C = Candida-Infektion (Soor); oI = opportunistische Infektionen; CD4/CD8 = Quotient T4- durch T8-Lymphozyten/µl

möglichkeiten zur Verfügung stehen, die dem Erkrankten helfen können. Es muß aber an dieser Stelle auch gewarnt werden vor therapeutischen Außenseitermethoden, durch die den Patienten oft falsche Hoffnungen gemacht werden und die sich häufig bei näherer Betrachtung als reine ›Beutelschneiderei‹ entpuppen. Andererseits ist auch nicht alles gut, was schulmedizinisch als ›gesichert‹ angepriesen wird. Gerade in der Entwicklung, Erprobung und Handhabung von Arzneimitteln, die bei HIV-Infektionen zum Einsatz kommen, hat sich gezeigt, wie sehr die Dinge im Fluß sind. Oft ist es besser, nichts zu tun und abzuwarten, als unbedingt etwas einzunehmen oder eine andere Behandlung über sich ergehen zu lassen ›bloß, daß etwas geschieht‹. Wenn Sie im Zweifel darüber sind, was in Ihrem Stadium der Infektion zu tun ist, sollten Sie sich eingehend mit einem in diesen Behandlungsmethoden erfahrenen Arzt beraten. Holen Sie sich ruhig auch mehrere Meinungen ein, um eine eigene, fundierte zu bekommen.

Schließlich noch ein Wort zu den Stadieneinteilungen der HIV-Infektion. Bisher wurden solche von verschiedenen Arbeitsgruppen entwikkelt. Alle haben für den täglichen Gebrauch gewisse Vor- und Nachteile. In Tabelle 1 sind die drei bei uns gebräuchlichsten Klassifikationsschemata nebeneinander dargestellt. Sie stammen aus dem amerikanischen Center for Disease Control (CDC) in Atlanta, dem Walter Reed Army Institut for Research (WR) in Washington und von der Frankfurter Arbeitsgruppe Brodt, Helm und Mitarbeiter.

Wie wird man damit fertig, HIV-positiv zu sein und AIDS zu haben?

»Als mir die Diagnose gestellt worden war, brauchte ich Informationen – und zwar schnell –, aber es war einfach nichts zu bekommen. Ich steckte fest.«

»Als man mir die Diagnose stellte, war ich vollkommen ahnungslos; ich dachte, ich würde in wenigen Wochen tot sein. Niemand sagte mir, daß es nicht so sein würde.«

»Nach der Diagnose hatte ich einen großen Wissensdurst. Aber außen deprimierender, medizinisch ausgerichteter Literatur war nichts zu bekommen.«

»Die Diagnose war ein Schock für mich; aber es war auch erleichternd, den Grund für meine langanhaltende Krankheit zu erfahren.«

»Mit dem Schock der Diagnose tritt eine Art geistiger Lähmung ein. Es ist also absolut *lebensnotwendig*, daß in den darauffolgenden Tagen die Fragen schnell weiterverfolgt werden, damit die vielen Ängste und Fragen des Patienten (angesprochen und) beantwortet werden können.«

»Als ich erfuhr, daß ich HIV-positiv bin, fühlte ich mich schockiert und orientierungslos. Ich wachte morgens zitternd auf, hatte Schlafstörungen und keinen Appetit. Ich schrieb ein Testament, trank heftig und trug mich ernsthaft mit Selbstmordgedanken. Wie viele andere dachte ich, daß ich unwiderruflich AIDS bekommen würde.«

»Ich konnte es einfach nicht glauben.«

Diese Äußerungen stammen von AIDS-Kranken und von Menschen, die seropositiv sind. Sie alle sagen, daß die Nachricht über ihre Situation ein großer Schock für sie war; die meisten erwähnen, daß es zu dieser Zeit ihr größtes Bedürfnis war, *Informationen* zu erhalten. Die Erfahrung zeigt, daß diese Informationen sich zum einen auf die Infektion oder die Krankheit selbst beziehen sollten, und zum andern darauf, was nun zu tun ist. Zuerst aber noch ein paar Worte über den Schock.

Schock

Menschen, die sich in einem Schockzustand befinden, berichten typischerweise, daß sie sich verwirrt und bestürzt fühlen. Ihr Geist scheint sich in ständigem Aufruhr zu befinden und vielleicht von einem Punkt zum andern zu springen ohne irgendeinen Bezug zu den Dingen, die in der ›Außenwelt‹ passieren. In diesem Zustand ist es fast unmöglich, wichtige Dinge sinnvoll zustande zu bringen, sich zu konzentrieren oder sich deutlich an Begebenheiten zu erinnern. Viele Leute, die zum Zeitpunkt, als sie davon erfahren haben, präzise Fragen über ihre Diagnose oder ihr Antikörperergebnis gestellt haben, stellen die gleichen Fragen später noch einmal, weil sie erstens vergessen haben, daß sie die Fragen überhaupt gestellt haben und sich zweitens nicht mehr an die Antworten erinnern können.

Manche Leute reagieren sehr emotional, wenn sie die Nachricht erhalten. Sie fangen vielleicht an zu weinen und ›brechen zusammen‹, oder sie reagieren aggressiv, mit Beschimpfungen oder sogar körperlicher Aggression. Andere Leute werden still, in sich gekehrt und unkommunikativ. Sie scheinen, als hätten sie ›abgeschaltet‹, und ihren Angehörigen und dem Krankenpersonal machen sie es schwer, ihnen zu zeigen, daß sie sich um sie sorgen und daß sie ihnen helfen wollen. Wie auch immer die Reaktion eines Menschen ausfällt – man muß auf jeden Fall daran denken, daß er oder sie mit einer lebensbedrohlichen Situation konfrontiert ist. Egal wie optimistisch der Arzt, wie vielversprechend zukünftige medikamentöse Behandlungen, wie minimal die körperlichen Auswirkungen der Infektion sind oder wie gut vorbereitet man ist, der Nachricht über die Infektion oder Krankheit wird immer eine ›Leben-oder-Tod‹-Bedeutung beigemessen. Trotz aller Vorbereitung kann niemand vorhersagen, wie gerade er oder sie auf eine solche Nachricht reagieren wird. Menschen, die Gruppen mit sehr hohem Risiko angehören, mag zwar bewußt sein, daß für sie die Gefahr, sich mit dem HIV anzustecken, wesentlich größer ist als das anderer Leute. Falls sie noch nicht untersucht wurden und auch nicht krank sind, hoffen sie doch trotzdem noch, nicht infiziert zu sein. Die Nachricht von der Infektion oder der Krankheit zerschlägt daher alle Hoffnungen, und der Kampf, den sie vielleicht oft bei anderen gesehen haben, wird nun plötzlich auch ihr eigener.

Der Schock ist ein irreführender und verwirrender Zustand gerade auch für diejenigen, die für HIV-Positive und AIDS-Patienten sorgen, weil die Art und Weise, wie Schockreaktionen erscheinen können, so unvorhersehbar ist. Manche scheinen im ersten Moment die Nachricht ganz gut aufzunehmen und zeigen keine besonderen äußerlichen Anzeichen von Verzweiflung; sie können aber ein oder zwei Tage später ›zusammenbrechen‹, wenn ihnen das Ausmaß und die Bedeutung der Nachricht bewußt geworden sind. Wenn Angehörige anfangen, sich ›seltsam‹ zu verhalten, indem sie vielleicht aggressiv werden oder die Geduld verlieren, kann es schwierig sein, zu wissen, wie man reagieren soll. Es besteht bei ihnen die Angst, die Verzweiflung des Patienten noch zu vergrößern, wenn man zu fordernd wird oder mit Ärger kontert. Manche Freunde oder Ehepartner sagen, daß sie zu solchen Zeiten ›anscheinend alles falsch machten‹. Weitere Schwierigkeiten treten auf, wenn Leute, denen man gesagt hat, daß sie AIDS haben, die Nachricht ›verdrängen‹ und sich benehmen, als ›wäre nichts Besonderes los‹. Manche halten dies viele Monate lang durch und stellen sich dem ganzen Trauma der Diagnose erst dann, wenn sie krank sind und zu schwach, um ihre Verteidigung aufrechtzuerhalten. Zu solchen Zeiten befinden sich die Angehörigen dann in der Situation, die Zeit der Diagnose noch einmal zu ›durchleben‹ – nur daß sie es dieses Mal nicht allein tun, sondern *mit* dem Patienten.

Es ist wichtig, zu wissen, daß Schockreaktionen – wie immer sie auch ausfallen – *eine normale Reaktion auf lebensbedrohende Nachrichten* sind. Denken Sie daran, daß die Nachricht, egal was für eine Nachricht es ist, wegen der weitverbreiteten (wenn auch oft ungenauen) Assoziation von HIV oder AIDS mit Tod normalerweise als eine Katastrophe betrachtet wird. Es ist oft beschrieben worden, wie die Reaktionen auf die Diagnose, HIV-infiziert zu sein oder gar AIDS zu haben, den Reaktionen von Patienten ähneln, die erfahren, daß sie Krebs oder eine andere schwere Krankheit haben. Der Schock als solcher kann viele Monate oder auch nur ein paar Tage anhalten – es ist schwer vorauszusagen.

Wer für Menschen, die solche Nachrichten erhalten, sorgt, stellt sich oft die Frage: ›Was kann ich tun, um die Dinge besser oder leichter zu machen?‹ Dies führt uns wieder zurück zum Bedürfnis nach *Informationen*, dem Bedürfnis, das zur Zeit der Diagnosestellung oder des Antikörpertests bei den meisten unserer Patienten klar an vorderster Stelle gestanden hat.

Einige häufig auftretende Schockreaktionen auf die AIDS-Diagnose oder den positiven Antikörperbefund

Gefühle

- Benommenheit/ ›niedergeschmetterte‹ Stummheit/Ungläubigkeit
- Verwirrung/Ablenkbarkeit/Unsicherheit über gegenwärtige und zukünftige Zustände
- Leugnen (›Es kann nicht wahr sein‹; ›Mach dir keine Sorgen, es wird sich alles geben‹)
- Verzweiflung (›Oh Gott, alles ist ruiniert‹)
- Wut – auf ärztliches Personal, auf Nahestehende etc.; Überreaktion
- Angst – vor Schmerzen, Tod, Behinderung, Verlust der körperlichen/geistigen Funktionsfähigkeiten, Verlust der Vertrauenswürdigkeit/Privatsphäre

- Schuldgefühle/Selbstanklage – wegen der Verbindung zwischen der Infektion oder Krankheit und sexueller Aktivität, Homosexualität oder Drogenmißbrauch
- Akute und schwerwiegende Angstzustände (siehe Seite 91 ff)
- Emotionale Labilität – schneller und unvorhersehbarer Wechsel zwischen Weinen und Lachen (und umgekehrt)
- Trauer und krankhafte Unruhe – über die Zukunft, die Arbeit, Lebensgefährten/Ehepartner/Familie, Gesundheit
- Mißtrauen – gegenüber Verhalten und Taten von Personal/Nahestehenden/Helfern
- Erleichterung – darüber, zu wissen, was der Grund für die bestehende Krankheit ist

Verhalten

- Weinen – in Intervallen und oft unvorhersehbar
- Wut und Gereiztheit (körperlicher und/oder verbaler Art) gegen jeden und oft wegen Kleinigkeiten
- Zurückgezogenheit – Distanzierung von gegenwärtigen Geschehnissen und Umständen; Unwille, sich auf Unterhaltungen, Aktivitäten oder Behandlungsstrategien einzulassen
- Selbsterniedrigung – sich selbst als ›wertlos‹, ›unsauber und schmutzig‹ zu bezeichnen und zu sagen, daß man ›diese Seuche verdient‹
- Impulsivität – handeln, ohne an Konsequenzen zu denken
- Selbstuntersuchung – den Körper auf ›Anzeichen‹ von weiterer Infektion oder körperlichem Zerfall untersuchen
- Fragen – nach Rückversicherung, weiteren Informationen

Die richtigen Informationen

In Diskussionen mit vielen Patienten hat sich gezeigt, daß sie von der Nachricht, infiziert zu sein, so schockiert waren, daß sie einige Zeit lang nicht in der Lage waren, klar zu denken oder sich etwas zu merken. Daher konnten Informationen, die ihnen zu dieser Zeit gegeben wurden, nicht richtig eingeschätzt oder aufgenommen werden. Allerdings waren auch viele andere Leute, die mit der Nachricht rechnen mußten, daß sie HIV-positiv seien oder AIDS hätten, der Meinung, daß sie ungenügend informiert wurden, nachdem ihnen ihre Befürchtungen bestätigt worden waren. Manche sagten später, daß man ihnen ihre Fragen nicht sofort beantwortet habe oder daß das Personal, das ihnen die Nachricht überbrachte, ›so in Eile zu sein schien, daß ich den Betrieb nicht stören wollte‹. Andere haben sich darüber beschwert, daß ihre Fragen in so medizinischer Fachsprache beantwortet wurden, daß sie die Antworten nicht verstanden. Das Ergebnis war, daß sie nach Hause gingen oder in ihrem Krankenhausbett blieben und – verzweifelt und von ihren unbeantworteten Ängsten verfolgt – allein versuchen mußten, mit ihrer Situation fertigzuwerden. Natürlich ist in Krankenhäusern die Zeit immer sehr knapp, und es ist den Ärzten oder dem Pflegepersonal oft nicht möglich, mehr als ein paar Minuten mit ihren Patienten zu verbringen. Der Patient verdient es aber – er hat sogar ein Recht darauf –, daß Personal und Ärzte sich genug Zeit nehmen, um mit ihm den HIV-Befund oder die Diagnose zu besprechen und in die richtige Perspektive zu rücken. Immerhin geht es dabei für viele Patienten um Leben und Tod. Wenn ein Ehepartner, Lebensgefährte, Familienmitglied oder Freund da ist, der die unmittelbaren Umstände kennt, kann dieser jetzt ausgesprochen hilfreich sein, wenn er für den Betroffenen Fragen stellt. Die moralische Pflicht des Personals erfordert es aber, sicherzustellen, daß die jeweilige Person auch wirklich das Vertrauen des Betroffenen besitzt. Das kann einfach dadurch geschehen, daß man den Betroffenen fragt, bevor man irgendwelche Fragen beantwortet. Es ist hier auch wichtig und hilfreich, wenn man die Fragen, die man stellen möchte, vorbereitet. Damit spart man Zeit und stellt sicher, auch die Informationen zu bekommen, die man haben möchte.

Manchmal ist es für die Ärzte und das Pflegepersonal schwierig, die Bedeutung einer Diagnose einzuschätzen – möglicherweise weil man nicht gewöhnt ist, mit schweren Krankheiten umzugehen oder darüber zu sprechen (besonders wenn es der Patient selbst ist, der die Fragen stellt). Es kommt auch vor, daß sich das Personal nicht so genau auskennt und deshalb nicht gern Dinge bespricht, über die es nicht ganz sicher Bescheid weiß. Probleme können jedoch auch entstehen, wenn – vielleicht beim Versuch, in einer schwierigen Situation Autorität zu demonstrieren – auf Fragen wie z.B. ›Wie lange habe ich noch zu leben?‹ mit einer definitiven Aussage geantwortet wird, wie etwa ›achtzehn Monate – vielleicht zwei Jahre‹. Solche Auskünfte werden gelegentlich sogar gegeben, ohne daß die Frage überhaupt gestellt wurde. Das Problem hierbei ist natürlich, daß niemand im geringsten wissen kann, ob eine solche Aussage richtig ist oder nicht; sie kann genausogut – und das ist fast noch wahrscheinlicher – vollkommen falsch sein und hat so zu Verzweiflung und Depression eines Menschen beigetragen, der eigentlich Hoffnung bräuchte. Medizinisch und menschlich gesehen ist es am besten, auf solche Fragen, die nicht beantwortbar sind, wahrheitsgemäß zu erwidern: ›Wir wissen es nicht. Aber was wir wissen ist folgendes: ...‹. Das Thema Prognose und andere wichtige Themen werden weiter unten noch ausführlicher diskutiert werden.

Wenn man sich als Angehöriger fragt, was man für den Betroffenen nach der Mitteilung des Testbefundes oder der Diagnose tun kann, so darf man nicht vergessen, daß der Betroffene aufgrund der Nachricht viele Sorgen hat. Solche Sorgen (siehe auch Seite 88ff) belasten den Patienten noch zusätzlich. Es kann hierbei helfen, den Patienten dazu zu ermutigen, über seine Anliegen, Sorgen oder Ängste zu sprechen und sich ›Luft zu machen‹, da es sich oft um Fragen handelt, auf die es einfache und direkte Antworten gibt. Manche zögern anfänglich sich mitzuteilen. Sie versuchen vielleicht, ihren Partner von den eigenen Sorgen fernzuhalten (und umgekehrt), in der Annahme, daß »geteilte Last doppelte Last« sei. Oder sie haben vielleicht einfach Angst vor der Antwort. Was auch immer der Grund sein mag – wir finden ganz allgemein, daß Information und Kommunikation hilfreich sind. Manche Patienten haben auch gesagt, daß das, was sie kurze Zeit nach der Mitteilung der Diagnose am meisten gebraucht haben, menschlicher Kontakt und Berührung waren. Die Hand zu halten, eine Umarmung oder einfach nur da zu sein, kann das Wichtigste sein, was ein Angehöriger (oder auch das Krankenhauspersonal) für den Betroffenen tun kann. Solche sanften Kontakte können auch denjenigen, die nicht wissen, ob es ›sicher‹ ist, sich so zu verhalten, als gutes *Vorbild* dienen. Sie helfen deutlich zu machen, daß es sich nicht um eine Infektion handelt, die man *fürchten* muß, sondern um eine Infektion, die man *bekämpfen* muß.

Auch sollte man ruhig zeigen, daß man sich sorgt und daß einem etwas am Betroffenen liegt. Dies kann dadurch geschehen, daß man einerseits seine Gefühle zeigt, aber auch andererseits die Organisation der praktischen Dinge in die Hand nimmt. Wichtig dabei ist es aber, sich klar darüber zu sein, ob der Patient diese Art von Zuwendung toleriert.

Die Deutung des HIV-Befundes und der AIDS-Diagnose

Was bedeutet es, HIV-positiv*) zu sein oder AIDS zu haben? Nachdem die genauen medizinischen Sachverhalte auf den Seiten 28 bis 39 erläutert wurden, wollen wir uns in diesem Kapitel eher damit befassen, wie der Patient die Nachricht versteht und deutet.

Menschen, denen mitgeteilt wurde, daß sie HIV-positiv seien, sollen sich immer bewußt sein, daß dies nicht dasselbe ist wie LAS, ARC oder

*) Gleichbedeutende Begriffe sind z. B. ›seropositiv‹, ›antikörperpositiv‹, ›infiziert‹, ›Antikörper gegen HIV haben‹ und ›ein positiver Antikörperbefund‹.

AIDS zu haben. HIV-positiv zu sein heißt lediglich, daß man mit dem Virus in Berührung gekommen, dabei infiziert worden ist und Antikörper gegen HIV gebildet hat. Jemand in diesem Zustand könnte als ›Virusträger‹ bezeichnet werden, obwohl man annehmen muß, daß er oder sie über die bekannten Wege der Übertragung (bestimmte sexuelle Aktivitäten, Blut und Blut- oder Körperprodukte und Schwangerschaft) für andere anstekkend ist. Daher heißt HIV-positiv zu sein, daß man eine *Infektion* hat – nicht eine Krankheit. Als solches kann ein positiver Antikörperbefund nicht als Diagnose im eigentlichen Sinne, nämlich als Feststellung einer Krankheit, angesehen werden. Der Antikörpertest liefert lediglich einen Laborbefund (siehe Seite 24).

LAS, ARC und AIDS dagegen *sind* – bei aller Verschiedenheit der Krankheitsbilder – *Diagnosen,* da sie alle bestimmte Krankheitszustände beinhalten, welche vom relativ gutartigen Zustand der LAS über den klinisch ernsteren Zustand des ARC bis zu AIDS reichen. Wenn man Ihnen gesagt hat, daß Sie LAS, ARC oder AIDS haben, dann wurde Ihnen eine Diagnose entsprechend der auf den Seiten 28ff beschriebenen Krankheitsbilder gestellt.

Wie auch immer die Nachricht, die Sie erhalten haben, medizinisch aussieht, sie ist meist ein großer Schock. Der Schock kann um so schlimmer sein, wenn vorher kein Hinweis auf die Krankheit oder eine HIV-Infektion bestanden hatte oder wenn der HIV-Test ohne das Wissen des Betroffenen durchgeführt wurde*).

Neben dem Schockerleben und dem Bedürfnis nach Informationen, die unsere Patienten zu Beginn dieses Kapitels beschrieben, haben unsere Erfahrungen mit Menschen in dieser Situation gezeigt, daß viele Patienten ›automatisch‹ annehmen, sie würden nun bald sterben. Manche Leute haben sogar gesagt, daß sie, obwohl sie keine oder nur sehr geringe äußerliche Zeichen der Krankheit zeigen, immer das Gefühl haben, daß andere ihnen ihre Krankheit oder Infektion ansehen, so als ob sie sie wie eine Plakette tragen würden. Sie haben sich deshalb zurückgezogen, die Rolle des ›Todgeweihten‹ angenommen, sprechen und verhalten sich in einer Art, die ihr (oft ganz unbegründetes) Gefühl von Verhängnis und Verfall noch verstärkt. Es ist ganz normal, daß man durch die Nachricht von Infektion und Krankheit aus der Bahn geworfen wird; besonders wenn die Infektion von der Presse

*) In der BRD ist es nicht erlaubt, HIV-Tests ohne Wissen *und* Zustimmung des zu Untersuchenden durchführen zu lassen. Liegen Symptome oder Befunde vor, die auf eine HIV-Infektion hindeuten, müssen diese mit ihm besprochen und seine Einwilligung zum Test eingeholt werden. Lediglich in Bayern kann ein HIV-Test vom Gesundheitsamt angeordnet werden. (MB)

ständig gnadenlos als Todesurteil dargestellt wird. Zum Glück sind die wahren Sachverhalte weniger beunruhigend. Ohne Frage ist es eine sehr ernste Sache, wenn man AIDS hat. Die ersten Statistiken über die Sterblichkeit bei AIDS waren ja auch beängstigend. Aber durch die Entwicklung immer neuer Behandlungsmöglichkeiten leben AIDS-kranke Menschen heute länger und mit einer besseren Lebensqualität, als man vor noch nur ein paar Jahren annehmen konnte. AIDS-Patienten sind nicht immer die dahinsiechenden, kraftlos depressiven Jammergestalten, wie sie uns von den Zeitungen präsentiert werden. Ich kenne den Fall eines an AIDS erkrankten Mannes in England, bei dem die Diagnose vor fast sieben Jahren gestellt wurde und der trotzdem als aktiver Geschäftsmann und Reisender weiterhin erfolgreich ist. Viele der mutigen Leute, deren Ideen zu diesem Buch beigetragen haben, haben seit zwei oder drei Jahren AIDS und führen trotz ihrer Krankheit ein aktives und freudvolles Leben. Selbst diejenigen, die körperlich krank sind und manchmal durch ihren Zustand behindert werden, schaffen es oft mit Humor und Aufrichtigkeit ein ausgefülltes Leben zu führen. Deshalb heißt dieses Buch *Leben mit AIDS und dem HIV*. Genausogut könnte es aber auch *Leben trotz AIDS und des HIV* heißen.

Der Krise entgegentreten

Es soll hier nicht geleugnet werden, daß die Mitteilung einer Diagnose oder eines positiven Antikörperbefundes – besonders in der ersten Zeit nach der Diagnosestellung – enorme Schwierigkeiten und Fragen aufwirft, die oft unvermeidbar sind. Trotzdem kann jeder Krise entgegengetreten werden; viele Patienten haben mir erzählt, daß sie irgendwann an einen Punkt kamen, an dem sie erkannten, daß die Entscheidung über ihre Zukunft sich in den Worten zusammenfassen ließ: ›*Entweder ich kämpfe, um zu leben – oder ich gebe auf und warte*‹. Diese Aussage hat sicherlich ihren Wert, aber ich denke, daß man sie nur mit gewissen Vorbehalten übernehmen kann.

Erstens wird es für manche Menschen Zeiten geben, in denen sie aufgrund ihrer Krankheit zu schwach oder müde sind, um zu kämpfen. Es ist wichtig, daß man sich der Gewalt der Krankheit bewußt ist – einer Macht, die Ausdauer, Motivation und besonders Hoffnungen lahmlegt. Der schwerkranke Patient, der von Menschen umgeben ist, die ständig sagen: ›Gib nicht auf; du kannst gesund werden, wenn du weiter kämpfst und positiv über deine Zukunft denkst‹, kann sich dadurch möglicherweise sogar noch schlechter fühlen. Die guten Absichten der anderen können bewirken, daß sich neben der Krankheit noch *Schuldgefühle* auftürmen. Einer meiner

Patienten nannte dies ›die Tyrannei positiven Denkens‹. Er fühlte sich schuldig, weil die Krankheit zur Zeit der Diagnosestellung so erdrückend war, daß er einfach nicht die Energie hatte, ›positiv‹ zu denken.

Zweitens leben viele Menschen in der Zeit der Diagnosestellung unter sozial, familiär und/oder beruflich schwierigen Verhältnissen. Es mag für andere sehr leicht sein (wieder mit den allerbesten Absichten) zu sagen: ›Es ist wichtig für dich, daß du raus kommst und dich ablenkst‹; aber solches Drängen bietet jemandem, der kein Geld oder keine Freunde hat, mit denen er sich ablenken kann, wenig Trost. Er hat vielleicht niemanden, mit dem er über seinen Gesundheitszustand vertrauensvoll sprechen kann. Seine Umgebung toleriert vielleicht seine Sexualität *und* seine Krankheit nicht, wodurch eine hilfreiche und unterstützende Reaktion auf seinen Zustand nahezu unmöglich wird. Auf jeden Fall ist es unbedingt notwendig, daß man sich der ganzen Lebensumstände einer Person bewußt ist, bevor man Verhaltensratschläge gibt.

Drittens hat jeder das Recht, seine Reaktion auf lebensbedrohliche Situationen selbst zu bestimmen. Wenn der Patient lieber nicht kämpft, so verdient es diese Entscheidung – sie kann eher intuitiv als durch den Intellekt bestimmt sein – ebenso respektiert zu werden wie Entscheidungen, sich anders zu verhalten. Zudem haben Menschen auch das Recht, ihre Meinung darüber, was sie tun wollen, zu ändern. Moralisches Überlegenheitsgefühl hat in diesem Zusammenhang keinen Platz.

Schließlich bleibt noch eine störende und vermeidbare Art von Reaktionen anderer auf die Diagnosestellung bzw. die Mitteilung des Testergebnisses, die meine Patienten wiederholt belastet hat. Sie berichten, daß es ausgesprochen selten sei, daß Ärzte oder Krankenhauspersonal ihre Patienten dazu *ermutigen*, Hoffnung zu haben und ihre Krankheit entschlossen zu bekämpfen. Sie bemängeln die Untergangsstimmung, die die etablierten medizinischen Autoritäten gegenüber AIDS-Patienten an den Tag legen, und finden, daß der Pessimismus (oder der fehlende Optimismus) des medizinischen Personals die Entwicklung einer funktionierenden und dienlichen zukunftsorientierten Einstellung zu ihrer Lage ernsthaft behindert. Andere Patienten sagen auch, daß sie sich, wenn das medizinische Personal ihre Entschlossenheit, mit AIDS zu leben, nicht unterstützt und ermutigt, auf ihrer Suche nach Hoffnung und guter Lebensqualität noch verlassener, ängstlicher und sogar lächerlich vorkommen.

Ermutigung ist lebensnotwendig

Meine Beobachtungen von Hunderten von Menschen mit HIV-Infektion und -Krankheit zeigen sehr deutlich, daß die Haltung, die ein Patient zu seiner Infektion oder Krankheit hat, eine bedeutende Rolle für die Entwicklung seines Zustandes spielt. Die dokumentierten Erfahrungen von Krebskranken, die zeigen, daß diejenigen, die kämpfen, um zu leben, oft ein längeres und besseres Leben haben (manche überwinden ihre Krankheit sogar ganz), spiegeln sich zu einem gewissen Grad in den Erfahrungen mit vielen AIDS-Kranken wider. Menschen mit AIDS und HIV wollen leben; doch manche erzählen, daß die Reaktionen ihrer Mitmenschen – manchmal sogar ihrer Ärzte – sie oft darin bestärken, solche Wünsche als vergeblich zu betrachten! Diese Reaktionen sind nicht nur »unfair«, sondern sie zeigen auch medizinisches Unvermögen. Der Mut und die Entschlossenheit von Patienten, ihren Freunden und Familienangehörigen verdienen den Respekt all derer, die zu ihrer Pflege und Fürsorge beitragen. Jeder, der mit der HIV-Krankheit zu tun hat, muß wissen, daß Sterblichkeitsstatistiken nicht unbedingt etwas über den Zustand einzelner Patienten aussagen. Auch finden die meisten Patienten, mit denen ich gesprochen habe, daß Hoffnung und Stärkung ihres Lebenswillens für sie genauso wichtig sind wie Informationen über ihren Gesundheitszustand und Methoden der Infektionskontrolle.

Auf Seite 50 finden sich einige der Fragen, die viele Patienten ihren Ärzten stellten, als ihnen die Nachricht von ihrer Infektion oder Krankheit überbracht wurde. Ärzte oder Berater sollten in der Lage sein zu helfen und solche Fragen beantworten zu können (Antworten werden in Klammern gegeben).

Mit anderen über die Nachricht sprechen?

Viele Betroffene haben gesagt, daß sie in den ersten Stunden oder Tagen, nachdem sie die Nachricht erhalten hatten, einen fast unwiderstehlichen Drang verspürt hätten, jedem davon zu erzählen. Dieser Drang kann dann als besonders erdrückend empfunden werden, wenn man keinen nahen Vertrauten hat, dem man die Nachricht sicher anvertrauen kann. Es sei jedoch allen Patienten dringendst geraten, zumindest im ersten Moment *niemandem davon zu erzählen*, der nicht weiß, daß man auf einen Befund gewartet hat. Selbst diejenigen, die wissen, daß man sich Sorgen um seine Gesundheit macht, sind vielleicht nicht darauf vorbereitet, diese Nachricht zu hören oder die Realität einer solchen Diagnose in ihrer Umgebung zu tolerieren.

Der Grund für solche Vorsicht ist folgender: Menschen, die erst seit kurzem wissen, daß sie eine HIV-Infektion oder AIDS haben, sind im allgemeinen wegen ihres Zustandes extrem befangen. Sie regen sich selbst sehr leicht auf, aber geraten in Erregung, wenn andere, die von dieser Tatsache erfahren, schockiert, unsensibel oder gar intolerant reagieren. Die bittere Erfahrung hat oft genug gezeigt, daß, egal wie mitfühlend und hilfsbereit manche Leute anderen (besonders Menschen aus Minderheiten) gegenüber nach außen hin erscheinen, deren Reaktionen selbst gegenüber alten Freunden oder Kollegen mit HIV-Infektion oder AIDS ganz unterschiedlich ausfallen können. So sind zum Beispiel viele Patienten, die ihren Arbeitgebern anvertrauten, daß sie HIV-positiv sind oder daß sie AIDS haben, unverzüglich entlassen oder vorzeitig ›in den Ruhestand versetzt‹ worden, obwohl sie ganz offensichtlich für ihre Kollegen keinerlei Risiko darstellten und obwohl sie arbeiten wollten und konnten. Viele Patienten haben erzählt, daß traurigerweise auch gute, alte Freunde auf die Nachricht der Diagnose derart reagierten, daß sie hysterisch jeglichen Körperkontakt vermieden, es ablehnten, gemeinsam zu essen oder zu trinken, und gemeinsamen Freizeitaktivitäten aus dem Weg gingen. Und was vielleicht noch schlimmer ist – viele sogenannte ›Freunde‹ haben die Nachricht sofort überall herumerzählt, und das, was man ihnen im Vertrauen mitgeteilt hatte, wurde zu Allgemeinwissen. Derjenige, der darunter am meisten zu leiden hat, ist natürlich der Betroffene. Oft wären Leute, bei denen AIDS diagnostiziert wurde, in der Lage voll zu arbeiten, aber die Überreaktion von Arbeitgebern und Kollegen führt dazu, daß sie dies nicht mehr können. Keine Arbeit bedeutet kein Gehalt – was wiederum bedeutet: kein Geld, um Darlehen zu bezahlen, das Auto zu finanzieren, die Freizeit zu genießen usw. Was als ›neuester Tratsch‹ begann, kann zur obersten Sprosse einer abwärts führenden finanziellen, sozialen, psychologischen und schließlich medizinischen Leiter werden – jedes nur denkbare Elend eingeschlossen. Selbst wenn Leute ihre Arbeit nicht verlieren, kann die Befangenheit dadurch, daß sie der heimliche Mittelpunkt allgemeinen Interesses sind, eine fast nicht auszuhaltende Belastung darstellen.

Dieses Schema läuft leider viel zu häufig ab und führt zu Störungen und Notsituationen zu einer Zeit, in der diese Menschen einen sensiblen und vertrauenswürdigen Umgang mit ihrer Umgebung (sowohl im Krankenhaus als auch in einer Gemeinschaft) am dringendsten brauchen würden. Wo Sensibilität und Diskretion fehlen, fühlen sich manche Menschen so verzweifelt, daß sie versuchen, sich das Leben zu nehmen (einige tragischerweise auch mit Erfolg). Es muß hier betont werden, daß wir als Mitglieder unserer Gesellschaft – was wir auch immer für eine Beziehung zu HIV-Kranken haben – ihnen Respekt und Rücksicht schulden. Wir würden das sicherlich auch für uns in Anspruch nehmen, wenn wir es selbst bräuchten.

Typische Patientenfragen zu HIV-Befunden

- Wird das Krankenhaus / das Gesundheitsamt meinem Hausarzt den Befund mitteilen? (Nicht, wenn Sie dies nicht wünschen.)
- Hat die HIV-Infektion Einfluß auf meine Lebens- oder Krankenversicherung? (Nur auf Versicherungsverträge, die Sie neu abschließen – bestehende Verträge werden nicht beeinflußt.)
- Wenn ich AIDS bekommen sollte: a) Könnte ich dann noch weiter arbeiten? (Hoffentlich schon – aber Ihre Krankheit könnte Sie für einige Zeit beeinträchtigen.) b) Wenn ich nicht mehr arbeiten könnte, würde der Staat mich dann finanziell unterstützen? (Ja, Sie hätten Anspruch auf eine Unterstützung.)
- Kann HIV durch Küssen übertragen werden? (Nein.)
- Ist AIDS eine langwierige und unangenehme Krankheit? (Nicht unbedingt)
- Gibt es eine Telefonnummer, die ich anrufen kann, wenn ich mich deprimiert fühle oder wenn ich Angst habe? (Ja – fragen Sie Ihren Arzt oder einen AIDS-Berater danach.)
- Sind bestimmte Arten von sexueller Aktivität sicherer als andere? (Ja – siehe Seite 64ff)
- Besteht eine Verbindung zwischen AIDS/HIV und anderen ansteckenden Krankheiten, wie z. B. Herpes, Hepatitis, Gonorrhoe oder Syphilis? (Die verursachenden Erreger können alle durch bestimmte sexuelle Aktivitäten übertragen werden.)
- Wenn ich z. B. Herpes mit immer wieder auftretenden Hauterscheinungen habe, besteht dann für mich ein höheres AIDS-Risiko? (Das ist möglich.)
- Wenn ich mir solche Sorgen über meine Infektion/Krankheit mache, daß ich nicht zur Arbeit gehen kann, kann ich dann eine Krankschreibung bekommen, a) ohne daß mein Hausarzt informiert werden muß? (Es sollte möglich sein, daß Sie eine Krankschreibung von der Klinikambulanz bekommen.) b) und ohne daß mein Arbeitgeber den Grund meiner Sorgen erfährt? (Ja)
- Gibt es Treffs für Leute, die meine Erfahrungen und Ängste teilen und die Unterstützung anbieten? (Ja – fragen Sie Ihren AIDS-Berater danach).
- Wenn ich meine Partner nicht mehr wechsle, senkt das mein Risiko, AIDS zu bekommen oder kränker zu werden? (Wenn Sie sich an ›Safer Sex‹ halten, können Sie so viele verschiedene Partner haben, wie Sie wollen; obwohl ›Safer Sex‹ vielleicht mit weniger und festeren Partnern leichter einzuhalten ist.)
- Wenn ich schwer an AIDS erkranke, wird man mich dann – mit meinen Schmerzen allein – sterben lassen? (Nein – kein guter Arzt würde so etwas zulassen.)

Die Entscheidung darüber, wem man es erzählen soll

Wie soll man nun entscheiden, wem man was erzählen soll? Das erste Kriterium ist vielleicht: Wer *muß* es wissen? Es ist klar, daß Leute, die in Gesundheitsbereichen tätig sind und sich dabei einem gewissen Infektionsrisiko aussetzen, die Gelegenheit haben sollten, sich wirksam zu schützen. Zahnärzte, Chirurgen und Hausärzte fallen in diese Kategorie, obwohl zu hoffen ist, daß sie Hepatitis-B-verhütende Maßnahmen, die auch vor einer HIV-Infektion schützen, ohnehin routinemäßig einhalten, um für sich selbst (und ihre Patienten) jegliches Infektionsrisiko auszuschließen. Vielleicht haben Sie Angst, daß manche Ärzte es wegen Ihrer Infektion ablehnen könnten, Sie zu behandeln oder, was noch schlimmer wäre, daß sie andere, z.B. Familienmitglieder, Arbeitgeber und Bekannte über Ihren Gesundheitszustand informieren könnten. Wenn Sie solche Zweifel hegen, sollten Sie Ihren Krankenhausarzt oder einen AIDS-Berater um Adressen von Ärzten, bei denen solche Risiken nicht bestehen, bitten. Sie sollten immer sicher sein, daß Informationen über Ihre Gesundheit nur von geeigneten medizinischen Fachkräften verwendet werden – und auch dann nur, wenn dies unbedingt notwendig ist. Wenn Sie sich Sorgen darüber machen, was mit diesen Informationen passiert (ob sie z.B. ohne Ihre Zustimmung an Ihren Hausarzt oder andere Ärzte weitergegeben werden), sollten Sie einfach Ihren betreuenden Arzt danach fragen.

Generell kann man sagen, daß die Richtlinien zur Weitergabe von Informationen an offizielle Stellen lediglich dazu dienen sollen, die Ausbreitung der HIV-Epidemie zu registrieren. Die Mitteilungen an das Bundesgesundheitsamt (BGA) sind so verschlüsselt, daß zwar jeder Untersuchte nur einmal registriert, aber aus der Verschlüsselung nicht auf den Untersuchten zurückgeschlossen werden kann. So soll – zumindest offiziell – ein gewisser Datenschutz gewährleistet sein. Man kann derartige Informationen aber umgehen, in dem man sich anonym testen läßt. Der Großteil des medizinischen Personals wird sich sowieso klar darüber sein, daß es notwendig ist, diese Informationen streng vertraulich zu behandeln; es kann aber trotzdem sinnvoll sein, wenn der Patient seinen Arzt *direkt* fragt, was mit diesen Informationen passiert und ihm klar sagt, wen er informiert haben will und wen nicht. Manche Patienten wollen z.B. nicht, daß ihr Hausarzt informiert wird, weil sie befürchten, daß er andere Mitglieder ihrer Familie einweihen wird. In diesem Fall sollte die Besorgnis, möglichst dem Arzt und eventuell mehreren Mitgliedern des Krankenhauspersonals gegenüber, absolut deutlich gemacht werden. Der Krankenhausarzt oder das Personal kann dann vielleicht einen anderen Arzt empfehlen, der die Rolle des Hausarztes übernimmt; die Furcht, daß andere Familienmitglieder informiert werden, kann so vermieden werden.

Da die Infektion von einer schwangeren Frau auf ihr ungeborenes Kind übertragen werden und dieser Vorgang auch zur Entwicklung schwerer Krankheiten bei der infizierten Mutter führen kann, will der Arzt vielleicht die Ehepartner und besonders (potentiell) schwangere Partnerinnen von infizierten Männern über das bestehende Risiko beraten. Dies führt manchmal dazu, daß vertrauliche Informationen über den Betroffenen enthüllt werden müssen, die ernste Auswirkungen auf die Beziehung haben können. Z.B. kann es sein, daß der infizierte Partner zugeben muß, drogenabhängig oder bisexuell oder sexuell untreu zu sein. Solche Probleme können nie einfach oder direkt gelöst werden. Hier ist es auch wieder wichtig, daß der Patient sich mit dem Berater und/oder Arzt eingehend bespricht, so daß alle Möglichkeiten schon gut durchdacht sind, bevor andere Personen eingeweiht werden. Alle, die in die Entscheidung darüber, wer eingeweiht werden soll, einbezogen sind, müssen sich genügend Zeit für Gespräche mit dem Patienten nehmen, um keine vermeidbaren Fehler zu machen und um unnötige oder schmerzhafte Situationen so gering wie möglich zu halten. Meine eigenen Erfahrungen mit solchen Problemen haben jedoch gezeigt, daß die Situationen oft auswegslos sind. Es ist daher auch notwendig, daß man diese Situationen nicht verallgemeinert oder mit starren Prinzipien auf sie reagiert – jeder Mensch ist anders und hat seine eigenen Probleme zu bewältigen. Generell kann man aber sagen, daß man solche Probleme besser früher als später angehen sollte – besonders dann, wenn eine mögliche Schwangerschaft im Spiel ist.

Über Sex sprechen

Die Regel, daß man nur diejenigen einweihen soll, die davon wissen müssen, gilt auch für sexuelle Aktivitäten. Sexualpartner, die nicht wissen, daß der Betroffene einer Risikogruppe angehört, sollten auf die ›Safe Sex‹-Regeln (die auf Seite 64ff besprochen werden) aufmerksam gemacht werden. Aber wie kann ein infizierter Mensch so ein Thema ansprechen, ohne dabei den (potentiellen) Partner vollkommen abzuschrecken? Die Antwort darauf ist einfach: man braucht dazu etwas Übung und ein wenig Selbstvertrauen.

Die erste Regel in dieser Situation ist, daß man sich über die sexuellen Aktivitäten, die man anwenden möchte, klar wird. Wenn Sie entschlossen sind, daß Sie sich nur an möglichst sichere sexuelle Praktiken halten wollen (z.B. gegenseitige Masturbation, ›trockenes‹ Küssen, Massage), kann es hilfreich sein, wenn man etwa sagt: ›Ich bin über die Infektionen, die es heutzutage gibt, beunruhigt. Können wir uns darauf einigen, daß ›Kommen‹ gut ist, ›Reinkommen‹ aber nicht?«. Oder: »Ich möchte sehr gerne mit dir ins Bett gehen – aber nur wenn wir uns an ›Safe Sex‹ halten.« Solche Äußerungen verraten nicht, daß *Sie* die Infektion haben; sie zeigen nur, daß Sie eine Verbreitung der Infektion vermeiden wollen. Und indem Sie das Thema anschneiden, wecken Sie im Partner, der über das Risiko anderer sexueller Aktivitäten genauso besorgt ist wie Sie, Vertrauen. Eine detailliertere Diskussion von ›Safer Sex‹ finden sie auf Seite 64ff)

Am Arbeitsplatz

Für Arbeitskollegen oder Arbeitgeber stellen HIV-Infizierte *keinerlei Risiko* dar, wenn sie sich lediglich in derselben Umgebung aufhalten und Kaffeetassen, Toiletten, Waschräume usw. gemeinsam benutzen (siehe Seite 60ff). Doch selbst wenn Ihren Kollegen dieser Sachverhalt bewußt ist, kann es sein, daß sie Ihre Gegenwart trotzdem ablehnen. Einige Patienten sind auf Druck der Ehepartner ihrer Kollegen, die irrationalerweise um das Wohlergehen ihrer Kinder besorgt waren, suspendiert, gefeuert, unfreiwillig in den ›Ruhestand versetzt‹ oder ›eingespart‹ worden. Einige Leute sind entlassen worden, weil die Gegenwart einer HIV-infizierten Person (mit oder ohne Krankheit) angeblich den Ruf der Firma schädigt; man befürchtete – so wurde argumentiert –, daß Klienten oder Kunden verscheucht würden. Manche Leute sind deshalb entlassen worden, weil ihre Infektion oder Krankheit sie als Homosexuelle oder Bisexuelle entlarvte. Einige Lehrer mußten z. B. unter diesen Umständen ihre Arbeit aufgeben, weil unabhängig von Infektion oder Krankheit von dem Vorurteil ausgegangen wurde, daß alle Homosexuellen auch Kinder belästigen. Natürlich ist das reiner Unsinn, aber die Gewalt solcher Vorurteile scheint im Moment nicht zu brechen zu sein.

In Anbetracht solcher Probleme scheint es ratsam, Arbeitgeber und Kollegen, sofern sie es nicht wissen müssen, nicht zu informieren. Abwesenheit vom Arbeitsplatz wegen Krankenhausaufenthalten oder anderer Untersuchungen kann auf die Behandlung anderer, weniger emotional geladener oder vorurteilsträchtiger Krankheiten oder auf andere Gründe zurückgeführt werden. Wenn die Krankheit Perioden langer Arbeitsunfähigkeit bedingt oder wenn es ratsam erscheint, gar nicht mehr zu arbeiten, sollten Sie Ihren Arzt oder AIDS-Berater fragen, wie die Situation am besten gehandhabt werden kann. Vielleicht kann eine vorzeitige Berentung erreicht werden, ohne daß der Ruf oder die Persönlichkeitssphäre des Patienten zu Schaden kommen. Einer meiner AIDS-kranken Patienten erzählte seiner Firma bei seiner Berentung, daß er Leukämie habe. Man organisierte eine wunderbare Abschiedsfeier für ihn und verabschiedete ihn mit einem großzügigen ›goldenen Händedruck‹. Ein anderer, der in Pension ging, sagte, daß er AIDS habe. Es kam keiner, um sich von ihm zu verabschieden und ihm alles Gute zu wünschen.

Allerdings muß man auch sagen, daß manche Betriebe ihren Mitarbeitern, die HIV-positiv sind oder die erkrankt sind, mit größtmöglicher Sensibilität und äußerst mitfühlend begegnet sind. Die Angst vor Ablehnung wurde mit rührenden Solidaritätsbezeugungen seitens des Chefs oder der Kollegen beantwortet, und man stellte großzügige finanzielle Unterstützung und Zeit für medizinische Untersuchungen zur Verfügung. Das Problem ist nur, daß man solches Verständnis und solch großzügige Reaktionen oft nicht vorhersagen kann.

Ich kann nur immer wieder betonen, daß Sie, bevor Sie Ihre Arbeitskollegen informieren, Ihren AIDS-Berater oder Arzt fragen sollten, ob er möglicherweise Erfahrungen mit der betreffenden Firma hat. Vielleicht arbeitet er schon mit dem Betriebsarzt des Betriebs zusammen, so daß dieser Sie, solange es nötig ist, vertrauensvoll und diskret unterstützen kann. Außerdem kann der Arzt Sie über besondere medizinische Fragen, die für Ihre Arbeit eine Rolle spielen, aufklären, wie z. B. über die Sicherheit besonderer Impfungen, falls Ihre Arbeit Auslandsreisen erforderlich macht.

Bevor Sie Ihren Arbeitgeber informieren – falls das überhaupt nötig ist (und er sollte nur dann informiert werden, wenn es unbedingt erforderlich ist und wenn Sie damit einverstanden sind) – ist es wichtig, sicherzugehen, daß Sie alle Möglichkeiten bedacht haben, daß Sie alle Antworten auf mögliche medizinische Fragen *geübt* haben, und daß ›Rückzugspositionen‹ geklärt sind für den Fall, daß das Unterfangen negativ ausgeht.

Wie finde ich die richtige Antwort auf peinliche Fragen?

Egal wer eingeweiht wird, es ist immer extrem wichtig, auf zu erwartende Fragen klare und einfache Antworten parat zu haben. Vergessen Sie nicht, daß in den Augen der Bevölkerung die HIV-Infektion oder -Krankheit und AIDS – dank einer willkürlich verzerrten Berichterstattung in den Sensationsmedien – oft als ›irgendwie ansteckend‹ angesehen werden und daß es dieser Gesichtspunkt in der Situation des Patienten ist, der die größte Beunruhigung hervorruft. Bereiten Sie deshalb mit ihrem Arzt oder Berater zusammen eine Liste von Fragen und Antworten vor und *üben* Sie sie, bis Sie die Antworten selbstbewußt geben können. Solche Fragen können z. B. auf Seite 51 aufgeführt sein. Andere Themen, die besorgte Freunde, Arbeitskollegen und Familienmitglieder anbringen, können auch folgende sein:

- Bist du ansteckend?
- Wie wird die Infektion übertragen?
- Kannst du weiterhin arbeiten?
- Wie lange wirst du von der Arbeit wegbleiben müssen?
- Welche besonderen Vorsorgemaßnahmen oder Vorkehrungen müssen getroffen werden?
- Wer weiß sonst noch von dieser Situation?
- Können Kinder sich bei dir anstecken?
- Ist es für uns sicher, wenn du dieselbe Toilette wie wir benutzt?
- Wie können wir dir helfen?

Verständlicherweise wollen sich viele Patienten um Unterstützung an ihre Familie wenden, obwohl dies auch mit Schwierigkeiten verbunden sein kann, weil die Familie z. B. nicht weiß, daß der Patient homosexuell oder drogenabhängig ist. Oder sie weiß es, akzeptiert es aber nicht. Wichtige Familienmitglieder weigern sich vielleicht, über eine mögliche Verschlechterung des Gesundheitszustandes oder über den Tod zu sprechen, obwohl der Patient dies wünscht. Einzelne Patienten haben auch erzählt, daß ihre Familien mit Beschimpfungen und Ablehnung reagiert haben, als sie von ihrer Situation berichteten; andere haben sich nicht getraut, ihren alten oder kranken Eltern davon zu erzählen, weil sie negative Auswirkungen einer solchen Nachricht auf deren Gesundheit befürchteten, obwohl sie verzweifelt mit jemandem darüber reden wollten.

Wenn man sich überlegt, welche Familienmitglieder eingeweiht werden sollen, sollte man wieder diejenigen auswählen, die am ehesten mitfühlend sein werden. Auch sollte man wieder genau einstudieren, was man sagen will und wie man es sagen will. Vielleicht haben auch diejenigen, die man eingeweiht hat, Vorschläge, wie man es anderen sagen könnte, deren Reaktionen man aber nicht so gut abschätzen kann. Weitere Themen über die Einbeziehung der Familie werden ab Seite 153 ausführlicher besprochen.

Die ersten Tage überstehen

Das erste, woran Sie denken müssen, ist, *daß Sie nicht allein sind.* Es gibt viele andere Leute in der gleichen Situation; deren Erfahrungen können Sie für sich nutzen. Die HIV-Infektion und im Zusammenhang mit AIDS auftretende Krankheiten sind heute nicht mehr neu. Eine ganze Reihe von Ärzten, Beschäftigten im Gesundheitswesen und Sozialarbeitern haben heute schon einen reichen Schatz an Erfahrungen mit diesen Problemen. Deren Erfahrungen sind ein großes Plus für Sie. Wenn Sie aber doch mit der

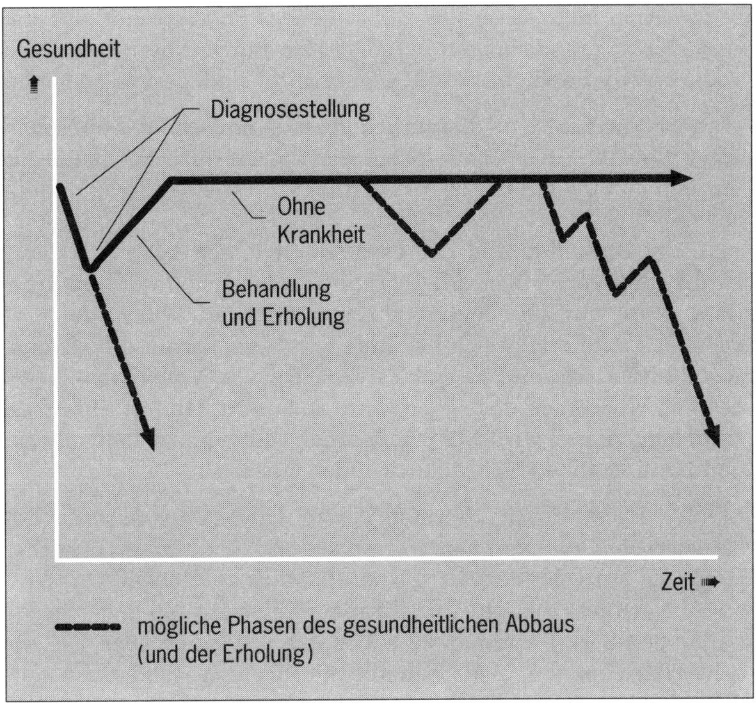

Abb. 2 Natürlicher Verlauf von AIDS (veränderte Darstellung nach Dr. A. Pinching)

Behandlung und Fürsorge, die Sie bekommen, unzufrieden sind, sollten Sie mit den betreffenden Leuten darüber sprechen – vielleicht liegt einfach nur ein Mißverständnis über Ihre Bedürfnisse und die Art, diese mitzuteilen, vor.

Weil so viele Leute in der gleichen Situation sind, gibt es schon zahlreiche kommunale Organisationen, die Hilfe und Rat für HIV-Positive und AIDS-Kranke anbieten. Ihr Arzt kann Sie bestimmt darüber informieren, welche Organisationen für Sie von Nutzen sein könnten; Sie sollten sich zumindest eine Notiz darüber machen, damit Sie diese Organisationen erreichen können, falls Sie doch einmal mehr darüber wissen wollen. Ihr Arzt oder Berater sollte Sie dabei unterstützen, eine positive Haltung zu bewahren. Ich habe schon oft zu Patienten gesagt, daß es wichtig sei, ein spezifisches Bewußtsein für ihre Situation zu entwickeln. Zu wissen, daß Sie seropositiv sind, bedeutet nicht, daß Ihr Leben ab jetzt ganz anders sein wird. Die einzige Veränderung für viele Leute ist die, daß sie jetzt eine

Information mehr über sich selbst haben. Physisch hat sich kaum etwas verändert. Veränderungen beziehen sich nur auf bestimmte sexuelle oder andere Aktivitäten, die darauf ausgerichtet sind, gesund zu bleiben.

Für Leute, die körperlich krank sind, bedeutet ein solches spezifisches Bewußtsein zu entwickeln die Erkenntnis, daß heute fast alle im Zusammenhang mit der HIV-Infektion auftretenden Krankheiten wirksam behandelt werden können und daß Zeiten der Erholung ausgedehnte Perioden der Stabilität und der Gesundheit folgen können. Wenn man den natürlichen Verlauf von AIDS graphisch darstellen wollte, würde man eine Darstellung ungefähr wie Abbildung 3 erhalten. Wie sie zeigt, können die meisten Leute erfolgreich behandelt werden, sobald die Diagnose einmal gestellt ist. Dann sind sie eine Zeitlang frei von Krankheit – diese Zeitspanne kann Wochen, Monate oder Jahre andauern. Mit fortschreitendem medizinischem Wissen wird AIDS hoffentlich vollkommen kontrollierbar werden und für niemanden mehr tödlich enden müssen.

Es ist wichtig, daß man Vertrauen in seinen Arzt und das Gesundheitspersonal hat, weil man Vertrauen und Ermutigung braucht, um seine Hoffnung aufrechtzuerhalten und um stark zu bleiben. Das ist ein Grund dafür, warum es so wichtig ist, Krankenhauspersonal und/oder Pflegepersonal an den Sozialstationen zu haben, die mit Ihnen über das, was vor sich geht, reden können. Menschen, die mit ihrem Zustand allein gelassen werden, ohne ausreichende Informationen über ihre Krankheit, so daß sie diese in keine sinnvolle Perspektive bringen können, werden fast immer depressiv und resignieren, egal wie die medizinischen Sachverhalte bei ihnen wirklich liegen. Also zögern Sie nicht, nach Ihrem Zustand zu fragen – die Nachricht könnte eine gute sein!

Prognosen

Wenn man Ihnen, als man Sie über Ihre Diagnose informierte, gesagt hat, daß Sie wahrscheinlich nur noch eine bestimmte Zeit zu leben haben, sollten Sie nicht vergessen, daß a) der Arzt sich genausogut auch täuschen kann, daß b) bis dahin vielleicht neue medizinische Möglichkeiten (z. B. neue Medikamente) entwickelt sein können, und daß c) Sie nicht jetzt schon tot sind – es gibt immer noch Dinge, die Sie tun können, um Ihr Leben erfreulich und befriedigend zu gestalten. In einem meiner früheren Bücher erzählte ich die Geschichte des Pfarrers, dem man sagte, daß er nur noch sechs Monate zu leben habe. Er startete sofort einen Appell an seine Kirche, um bestimmte Mißstände aufzuzeigen. ›Warum tun Sie das?‹, fragten ihn die Leute aus seiner Gemeinde. ›Sie sollten sich ausruhen und die Dinge leicht nehmen; schließlich sind Sie schwer krank.‹ Der Pfarrer antwortete, daß er es tun *wolle;* es nicht zu tun, hieße, seinen Mantel anzuziehen, ein Taxi zu bestellen und auf eine Party zu gehen – nur um, dort angekommen, seinen Mantel nicht auszuziehen, nicht mit seinen Freunden zu reden, nicht zu tanzen, trinken, das wunderbare Essen zu essen und sich zu vergnügen, weil in ein paar Stunden ja das Taxi wiederkäme, um ihn abzuholen – und er dann ja seinen Mantel einfach wieder anziehen und heimgehen müsse!

Dem exzellenten Beispiel des Pfarrers würde ich gerne noch einen weiteren Punkt hinzufügen, der die Reaktion auf solche Nachrichten betrifft:

»Reagieren Sie nicht überschießend, indem Sie versuchen, alles auf einmal zu tun. Wenn man Ihnen die Diagnose einer Krankheit gestellt hat, die Sie ins Bett zwingt, sollten Sie sich zunächst vor allem darauf konzentrieren, diese Situation zu überstehen und nur die wichtigsten damit verbundenen praktischen Belange in die Hand zu nehmen (wie z. B. sich krank schreiben lassen, engen Freunden und Vertrauten davon erzählen). Andere Entscheidungen können warten bis Sie wieder stärker sind. Mit solchen Entscheidungen befaßt sich der weitere Teil des Buches.«

Die gleiche Empfehlung, es leicht zu nehmen und wichtige oder weitreichende Entscheidungen zu verschieben, trifft auch auf Leute zu, die nicht schwer krank sind oder die seropositiv ohne jegliche Symptome sind. Es ist zunächst wichtig, daß Sie eine Anlaufstelle finden, wo Sie Unterstützung und Informationen bekommen und mit der Sie in regelmäßigem Kontakt stehen, daß Sie niemanden außer Ihrem Partner oder einem anderen Vertrauten einweihen und daß Sie Informationen sammeln. Gewöhnen Sie sich an die Nachricht (das kann natürlich länger als nur ein paar Tage dauern).

Weitreichende Entscheidungen sollen erst getroffen werden, *nachdem* Sie voll verstanden haben, was Ihre Infektion für eine Bedeutung hat und welche Änderungen in Ihrem Lebensstil notwendig werden – nicht vorher.

Ratschläge

Am Arbeitsplatz

»Aus Zeitungsnachrichten (über meine Krankheit) wußte bei mir an der Arbeit jeder davon. Meiner Ansicht nach war das das Beste, was mir passieren konnte. Meine Rückkehr an den Arbeitsplatz wurde mit Champagner und Glückwunschkarten gefeiert. Ich wurde im Krankenhaus oft von Kollegen besucht.«

»Es ist am besten, wenn Sie Ihrem Arbeitgeber nichts davon sagen, weil Sie sonst Ihren Job verlieren. Wenn Sie stark genug sind, um zu arbeiten, und nicht zu krank, sollten Sie Ihrem Arbeitgeber nichts sagen.«

»Erzählen Sie es bei der Arbeit niemandem, bevor Sie nicht genug Zeit hatten, um alle Möglichkeiten und Reaktionen in Betracht zu ziehen.«

»... nachdem ich mit den Leuten auf der Arbeit gesprochen hatte, bekam ich eine Menge Broschüren des Terrence-Higgins-Trust*) von der Klinik für Geschlechtskrankheiten. Ich gab sie meinen Kollegen zu lesen. Aber ich sprach nur mit denen darüber, die meine Krankheit mir gegenüber erwähnten. Ich brachte das Thema (früher) nie von mir aus auf. Jetzt mache ich das schon, weil die Hysterie jetzt nicht mehr so schlimm ist wie zu der Zeit, als mir die Diagnose mitgeteilt wurde.«

»Ich erzählte meinem Chef, daß ich seropositiv sei, weil sie wußten, daß ich schwul bin, und weil sie mich immer voll unterstützt hatten. Man hatte mir gerade zwei Wochen vorher angeboten, Geschäftspartner zu werden. Mein Chef sagte, daß er es niemandem sagen würde, aber als seine Frau es herausfand, trommelte sie alle anderen Direktorsfrauen zusammen ... Das Ergebnis war, daß man mir am nächsten Tag zwei Stunden Zeit ließ, das Büro zu räumen. Ich bin seither nie mehr dort gewesen. Meine Karriere ist am Ende, und ich kann auch keinen anderen Job finden, weil ich in einer kleinen Welt lebe und es sich sofort herumspricht, warum ich gehen mußte, obwohl ich so erfolgreich war ...«

Die Erfahrung hat gezeigt, daß Leute mit HIV-Infektion und/oder -Krankheit ihre Arbeitsstelle möglichst behalten wollen. Es hat auf jeden Fall finanzielle Vorteile, weiterzuarbeiten. Für die meisten von uns bedeu-

---

*) Terrence-Higgins-Trust: Eine Stiftung in England zur Unterstützung HIV-Positiver und AIDS-Kranker. Bei uns gibt es entsprechende Broschüren bei den kommunalen AIDS-Beratungsstellen, dem Bundesgesundheitsamt (BGA) und dem Bundesgesundheitsministerium. (MB)

tet es eine erhebliche finanzielle Einbuße, wenn wir nicht mehr arbeiten; und das zu einer Zeit, in der finanzielle Flexibilität sehr wichtig sein kann. Nicht zu arbeiten kann auch zu Problemen führen, wenn es darum geht, seinen Lebensstandard aufrechtzuerhalten, seine Wohnung zu behalten und seine Freizeit zu gestalten. Es gibt aber auch noch einen anderen ebenso wichtigen Grund, warum man möglichst versuchen sollte, seinen Arbeitsplatz zu behalten: Arbeit schafft durch regelmäßige, routinierte Beschäftigung eine Ablenkung vom Trauma durch die Diagnosestellung. Nach einer anfänglichen Phase, in der man mit den Begleitumständen der Infektion fertig werden muß, kommt für die meisten Menschen eine Zeit, in der sie sich wieder auf ihr normales Leben konzentrieren können – in der sie anfangen, mit HIV und/oder AIDS zu *leben*. Die Arbeit ist hierbei ein wichtiger Faktor.

Die oben zitierten Äußerungen spiegeln die Erfahrungen von Leuten wider, die ihre Arbeitskollegen eingeweiht haben, und von manchen, die es vorzogen, damit zu warten. Wie auch immer Ihre Situation aussieht – übereilen Sie es nicht, irgendjemandem von Ihrer Infektion zu erzählen; es könnte sehr unerwünschte Folgen für Ihre Karriere haben. Wenn Sie von Ihrer Infektion über Ihren Betriebsarzt erfahren haben, könnte es schwierig sein sicherzustellen, daß dieser Sachverhalt vertraulich behandelt wird. Fragen Sie Ihren Arzt um Rat. Wenn der Arzt nicht in der Lage oder nicht entsprechend ausgerüstet ist, um konstruktive Antworten zu bieten, sollten Sie sich mit kommunalen Organisationen für HIV-Infizierte, Selbsthilfegruppen oder der öffentlichen Rechtsauskunft in Verbindung setzen; dort können Sie u. a. juristischen Rat bekommen, der sehr hilfreich sein kann.

Das Problem, irgendjemanden von *Ihrer* HIV-Infektion und/oder -Krankheit zu informieren, ist, daß man die Reaktionen nie vorhersehen kann. Denken Sie immer daran, daß die HIV-Krankheit keine ›spektakuläre‹ Krankheit ist – sie schafft nicht die gleichen sozialen Sympathien wie andere schwere oder lebensgefährliche Krankheiten, die von Zeit zu Zeit die Fernsehzuschauer oder Zeitungsleser beschäftigen. Statt dessen wird HIV immer noch häufig als ›selbstverschuldete Seuche‹ angesehen, die neben der Hauptrisikogruppe der homosexuellen Männer auch ein paar ›unschuldige Opfer‹ fordert. Man kann wohl guten Gewissens sagen, daß zu der Zeit, als dieses Buch geschrieben wurde, das soziale Verständnis immer noch in einem Prozeß der Formung begriffen ist – viele Leute wissen nicht, wie sie reagieren sollen. In ihren Köpfen ist AIDS immer noch eine Krankheit von Schwulen und von Fixern. Und als solche trägt es – genauso wie seine Patienten – das Stigma von sexuellen Neigungen einer Minderheit und/oder von Drogenmißbrauch. Folglich müssen sich alle Betroffenen vorsichtig verhalten, um nicht Vorurteile anstelle von Verständnis und Unterstützung zu ernten.

Auch hier läuft die Entscheidung, wer informiert werden soll, wieder darauf hinaus, wer es wissen muß. Sie sollten auf jeden Fall immer betonen, daß das Virus im normalen zwischenmenschlichen und beruflichen Umgang überhaupt nicht ansteckend ist und daß keinerlei ›besondere‹ Vorkehrungen getroffen oder Einrichtungen (wie z. B. eigene Toiletten) geschaffen werden müssen. Bevor Sie aber jemanden informieren, sollten Sie wieder alle Ihre Aussagen einüben, so daß Sie so gelassen wie möglich sind, wenn Sie die Sachverhalte Ihrer Infektion diskutieren. Wenn Sie Selbstvertrauen ausstrahlen, werden Ihre Arbeitgeber und Kollegen auch vertrauensvoller sein.

Im Zusammenhang mit der Arbeit mag es viele gute Gründe geben, warum man anderen von seiner Situation erzählen will. Für manche Leute sind die Kollegen die engsten Vertrauten – Freundschaft könnte so ein Grund sein. Andere haben vielleicht ein persönliches Interesse an ihrer Arbeit – sie haben vielleicht ihr eigenes Geschäft oder stehen in einer verantwortlichen Position. Andere haben vielleicht eine Arbeit, die Auslandsreisen erforderlich macht – sie brauchen evtl. Impfungen mit Lebendimpfstoffen, wenn sie in Gebiete reisen, wo es bestimmte Krankheiten gibt. Oder sie reisen beruflich in Länder, für die ein Nachweis, daß keine HIV-Infektion vorliegt, bei der Einreise benötigt wird (z. B. Saudiarabien und die Vereinigten Arabischen Emirate). Oder sie bewerben sich für eine Arbeitsstelle und werden dabei nach dem Ergebnis eines HIV-Tests gefragt, oder bei ihrer Arbeitsstelle ist dieser Test seit kurzem in die alljährliche Untersuchung aufgenommen worden*). Was auch immer der Grund sein mag, wenn das Thema besprochen werden soll, müssen einige Punkte *vorher* abgeklärt werden.

Erstens, *wer* unbedingt davon erfahren muß. Die Erfahrung eines der oben zitierten Patienten zeigt, daß, selbst wenn nur ein oder zwei Personen informiert werden, diese möglicherweise zu Hause oder anderswo davon sprechen (stellen Sie sich den Tratschwert einer solchen Nachricht in der Kneipe vor!).

Zweitens können die Reaktionen der Arbeitgeber auch weitere Aspekte betreffen (z. B. die zusätzlichen Kosten und den Verlust an Arbeitskraft für ihren Betrieb, der durch die Krankheit oder die verminderte Arbeits- und Entscheidungsfähigkeit des Patienten verursacht werden könnte). Um solche Aspekte sinnvoll beantworten zu können, ist es nötig, so viele Fakten wie möglich parat zu haben, so daß Entscheidungen, die Ihre Zu-

*) in der BRD nicht rechtmäßig (MB)

kunft betreffen, auf bekannten Tatsachen basieren, nicht auf irreführenden Spekulationen.

Ein dritter Punkt betrifft die Auswirkungen, die die Nachricht auf Ihre Kollegen haben kann, wenn sie von Ihrem Problem erfahren. Wir haben oben gesehen, daß ein AIDS-Kranker Unterstützung und Entgegenkommen von seinen Arbeitskollegen in einem Maß erfahren hat, wie er es selbst nicht zu hoffen gewagt hätte; aber für viele war die Situation ganz anders. Geben Sie acht, wem Sie was erzählen. Wenn Sie gute Gründe zur Annahme haben, daß Ihr Arbeitsleben wegen der Reaktionen Ihrer Kollegen gestört würde, ist es besser, Sie halten den Mund oder gehen gleich und suchen sich etwas anderes. Patienten haben oft erzählt, daß sich für sie in Phasen, in denen sie körperlich schwer krank waren, der Streß bei der Arbeit ungünstig ausgewirkt hat. Doch sollte man genau abwägen, ob man um eines ruhigeren Lebens willen die Arbeit aufgeben will und dafür auf ein regelmäßiges Einkommen und eine routinemäßige Ablenkung von der Infektion oder Krankheit verzichten will.

Um sich die Entscheidung, ob Sie weiterarbeiten wollen oder nicht, leichter zu machen, sollten Sie eine Liste mit Vor- und Nachteilen aufstellen. Auf der einen Seite (Plus) listen Sie alle Vorteile auf weiterzuarbeiten. Diese kann Punkte umfassen wie z.B. ein regelmäßiges Einkommen, tägliche Routine, Ablenkung von der gesundheitlichen Situation, den Kontakt zu Freunden und zur Außenwelt. Auf der Minusseite schreiben Sie dann die Nachteile auf, die Ihnen einfallen und die zum Großteil von der Schwere Ihrer Krankheit abhängig sein werden. Diese beinhalten z.B. Schwierigkeiten mit den Reaktionen von Kollegen, Probleme, sich für bestimmte Zeiträume von der Arbeit frei zu machen, den unerwünschten arbeitsbedingten Streß etc. Falls Sie Kollegen an Ihrem Arbeitsplatz kennen, die auch HIV-positiv sind oder denen die Diagnose einer HIV-Krankheit gestellt wurde, könnten Sie sie vielleicht fragen, wie sie das Problem mit der Arbeit gelöst

Tab. 2

Vorteile	Nachteile
regelmäßiges Einkommen	Streß durch die Anforderungen der Arbeit
Routinetätigkeit	Unsicherheit über zukünftige Arbeitsfähigkeit
Befriedigung	Probleme mit den Reaktionen der Kollegen
regelmäßig Freunde sehen	Körperliche Beschränkungen

haben. Vielleicht wissen sie von Abfindungen, die die Firma eventuell bei Arbeitsplatzeinsparungen oder krankheitsbedingter vorzeitiger Berentung anbietet. Die Tabelle 4 zeigt eine typische Liste von Vor- und Nachteilen.

Wenn Sie erst vor kurzem von Ihrer HIV-Infektion erfahren haben, sollten Sie sich, wenn möglich, kurz Urlaub nehmen. Diese Zeit kann dazu genutzt werden, mit der Nachricht fertig zu werden und zu klären, was als nächstes zu tun ist. Gespräche mit ausgewählten, engen Freunden, Ihrem Arzt, einem AIDS-Berater oder in Selbsthilfeorganisationen können in dieser Zeit besonders hilfreich sein. Es ist wichtig, daß man es vermeidet, Entscheidungen zu überstürzen – wenn man jetzt vorsichtig vorgeht, kann man sich für später viel Kummer ersparen.

Safer Sex

»Mein Sexualtrieb war nach der Diagnosestellung eine Zeitlang wie am Boden zerstört. Aber ich erkannte, daß es wichtig war zu wissen, daß meine Sexualität nicht am Ende ist.«

»Ich finde, daß ich seit der Diagnosestellung extrem verklemmt geworden bin – nicht in bezug auf meine Sexualität, sondern in bezug auf Sex allgemein. Sex hat mir vorher nie Probleme gemacht; Homosexualität ist für mich immer etwas ganz Normales gewesen. Aber es fällt mir schwer, über ›Safe Sex‹ mit möglichen Partnern zu sprechen. Wenn man bestimmte Aktivitäten wie ›Blasen‹ und ›Ficken‹ ausnimmt, bleibt vom Sex nicht mehr viel übrig.«

»Ich hatte ›Safe Sex‹ mit jemandem, der von meiner Krankheit wußte; es war eine Katastrophe. Seither habe ich ›sehr sicheren Sex‹ mit jemandem der nichts davon weiß, und es ist sehr befriedigend. Aber ich fange an mir Sorgen zu machen, ob er nicht das Recht hat, Bescheid zu wissen.«

»Für mich ist ›Safe Sex‹ mehr als nur eine Möglichkeit. Ich möchte nicht, daß jemand anders das gleiche wie ich durchmachen muß.«

»›Safe Sex‹ ist wunderbar. Ich brauche mir keine Sorgen darüber zu machen, daß ich etwas einfangen könnte; deshalb bin ich viel entspannter und kann eigentlich Sex viel mehr genießen.«

»Man gewöhnt sich daran.«

»Die Angst vor AIDS hat uns näher zusammengebracht. Wir sprechen jetzt viel mehr über alles. Wir haben keine anderen Partner mehr. Wir sind in unserem Sexualleben vorsichtiger geworden. Manche der Dinge, die wir früher gemacht haben, fehlen mir, aber ich möchte niemanden anstekken.«

»Meine Frau und ich möchten Kinder haben, aber wir können jetzt keine mehr bekommen. Ich habe manchmal Angst, daß nur dies – zusätzlich zu allem anderen, was durch meine Bluterkrankheit gekommen ist – das Faß zum Überlaufen bringen könnte und sie den Wunsch haben könnte, mich zu verlassen.«

›Safer Sex‹ ist außer der Gepflogenheit, Injektionsnadeln beim Fixen nicht mehr gemeinsam zu verwenden, im Moment die einzige Möglichkeit, die HIV-Epidemie zu stoppen. Für viele Leute ist diese verhütende Maßnahme die größte Herausforderung, der sie sich durch ihre HIV-Infektion gegenübergestellt sehen. Jedoch bedeutet Sex auch für viele HIV-positive Menschen mehr als nur Vergnügen und/oder Orgasmus. Sex beinhaltet für sie auch die Bestätigung ihrer Sexualität, Kinder zu haben, Leute zu treffen, Freunde kennenzulernen und einfach ein Teil der modernen Gesellschaft zu sein. Den Rat, ihre sexuellen Ausdrucksmöglichkeiten zu beschränken, fassen viele auch gleichzeitig als den Rat auf, die anderen wichtigen Bestandteile eines erfüllten und glücklichen Lebens zu verleugnen.

Natürlich kann man Menschen nicht unter Zwang daran hindern, beim Sex zu tun, was sie wollen. Die Entscheidung, sich an ›Safer Sex‹ zu halten, ist ihre ureigene. Manche Leute weigern sich auch, das zu tun. Dies ist einer der Gründe dafür, warum die Anzahl der seropositiven Menschen weiterhin steigt und warum die Zahl der AIDS-Kranken jeden Tag weiter zunimmt. Diese Haltung liegt vielleicht teilweise auch daran, daß die ›Safer-Sex‹-Regeln als moralistisch, ›anti-schwul‹ und spielverderberisch angesehen werden. Ein anderer Grund ist vielleicht auch, daß viele HIV-Positive gar nicht wissen, daß sie infiziert sind, und deshalb auch keine Veranlassung sehen, ihr sexuelles Repertoire dieser Situation anzupassen. Und natürlich trauen sich manche Leute auch nicht, das Thema ›Safer Sex‹ gegenüber möglichen Sexualpartnern ins Gespräch zu bringen, da sie Angst haben, sexuell, emotional oder gesellschaftlich abgelehnt zu werden. Trotzdem sind die ersten sexuellen Verhaltensregeln von Mitgliedern der größten HIV-Risikogruppe, nämlich von homosexuellen Männern herausgegeben worden. Und für sehr viele Menschen, die sich an die ›Safer Sex‹-Regeln halten, stehen diese Regeln nicht für die Ablehnung, sondern für die *Bejahung* ihrer Sexualität. Es ist wichtig, immer im Gedächtnis zu behalten, daß ›Safer Sex‹ nicht bedeutet, daß Sie weniger Sex haben sollen, sondern einfach ›sichereren Sex‹*).

---

*) Einen Erfolg des ›Safer-Sex‹-Verhaltens kann man mit einigem Wohlwollen aus den

Die im Moment empfohlenen ›Safer-Sex‹-Verhaltensregeln sehen folgendermaßen aus:

Vermeiden Sie analen und vaginalen Geschlechtsverkehr (ohne Kondom). Am sichersten ist es, *Geschlechtsverkehr ganz zu vermeiden.* Wenn dies jedoch vollkommen unannehmbar sein sollte, ist es wichtig, daß Sie immer ein starkes Kondom und gleichzeitig ein Gleitmittel auf Wasserbasis – wie z. B. Femilind-Gel oder ein samentötendes Mittel – benutzen. Aber trotz Kondomen und Gleitmitteln wird Geschlechtsverkehr nicht 100% sicher – es besteht immer die Gefahr, daß das Kondom reißt. Der Sinn dieser Vorkehrung ist folgende: Beim Analverkehr wird häufig die empfindliche Schleimhaut des Enddarmes verletzt und beginnt zu bluten. Außerdem enthalten sowohl die zarte Schleimhaut des Enddarms T-Lymphozyten und Schleimhautzellen mit T4-Rezeptoren wie auch die des Gebärmutterhalses T-Lymphozyten (wahrscheinlich aus lokalen Sekretabsonderungen und/oder – bei Frauen – aus der Gebärmutter). Diese Zellen können beim Sex (z. B. durch infektiösen Samen) mit HIV infiziert werden. Deshalb kann eine Ansteckung mit HIV über infektiösen Samen und/oder infektöse Anal- oder Genitalsekrete verhindert werden, wenn man eine ›Barriere‹ – wie z. B. ein Kondom – verwendet. Ebenso kann sich auch der eindringende Partner beim passiven Partner mit HIV anstecken, wenn er kleine Wunden an seinem Penis oder in der Harnröhre hat. Kondome verringern gleichzeitig auch die Übertragung anderer Geschlechtskrankheiten, wie Herpes, Gonorrhoe (Tripper) und Syphilis. Es wird allgemein angenommen, daß eine HIV-Infektion eher in eine aktive HIV-Krankheit übergehen kann, wenn man sich während der Ansteckung mit HIV oder bei Bestehen einer HIV-Infektion gleichzeitig noch eine dieser Geschlechtskrankheiten zuzieht. Kondome geben hier noch zusätzliche Sicherheit, wenn man nicht auf Anal- oder Vaginalverkehr verzichten möchte. Wenn Sie Kondome verwenden, sollten Sie auch die folgenden Punkte beachten:

- Es kann eine Weile dauern, bis man sich daran gewöhnt. Üben Sie das Anziehen schon vor dem »Ernstfall«.
- Verwenden Sie keine Gleitmittel auf Ölbasis (wie z. B. Vaseline), weil diese das Kondom sehr schnell auflösen. Nur Gleitmittel auf Wasserbasis sind sicher (Femilind Gel, Metozil-Gleitmittel). Einige samentötende Mittel enthalten den Stoff ›Nonoxinol 9‹, von dem

AIDS-Statistiken der letzten Jahre ablesen, nach denen sich bei den Homosexuellen die Zunahme der AIDS-Erkrankungen langsam abschwächt, also die Kurve der erwarteten oder zu erwartenden AIDS-Erkrankungen steiler nach oben verläuft als die der tatsächlich registrierten. (MB) man weiß, daß er, wenn er mit HIV-Erregern in Kontakt kommt (wenn z. B. das Kondom reißt), diese zerstört (Ortho-Creme, Patentex Schaum). Beim Vaginalverkehr können zusätzlich zum Kondom auch Samen abtötende Scheidencreme (Patentex Oval N, a-gen 53n) benutzt werden, da diese auch das HIV abtöten.

- Verwenden Sie nicht Spucke als Gleitmittel – sie schmiert nicht lange genug.
- Verwenden Sie Kondome nur einmal – also bei jedem Verkehr ein neues.
- Überprüfen Sie während des Verkehrs, ob das Kondom noch richtig sitzt (sie rutschen manchmal auch herunter!).
- Ziehen Sie sich nach dem Samenerguß sofort aus Ihrem Partner zurück und halten Sie dabei das Kondom ganz oben am Penisansatz fest, damit der Samen nicht am schlaff gewordenen Penis vorbei auslaufen kann.

Vermeiden Sie oral-genitalen und oral-analen Sex (Fellatio oder ›Blasen‹, Kunnilingus, Anilingus). Es ist zwar unwahrscheinlich, daß HIV bei solchen Aktivitäten übertragen wird (außer wenn Sie vielleicht blutende Wunden, Schnitte oder Entzündungen im Mund haben), aber Sie können sich natürlich dabei mit anderen Geschlechtskrankheiten anstekken. Man sollte immer im ›Hinterkopf‹ behalten, daß HIV-Erreger in Körperflüssigkeiten wie im Samen, in der klaren Flüssigkeit des eregierten Penis, die vor dem Samenerguß kommt, und im Urin gefunden worden sind. Deshalb müssen solche Aktivitäten grundsätzlich als riskant angesehen werden.

Verwenden Sie Vibratoren und andere Reizgegenstände nicht gemeinsam. Diese Gegenstände sind vollkommen sicher, wenn sie nur von einer Person benutzt werden. Wenn man sie aber gemeinsam benutzt, können infizierte Körperflüssigkeiten leicht übertragen werden.

Sex kann sehr riskant sein, wenn dabei große Mengen an Körperflüssigkeit im Spiel sind, besonders, wenn z. B. Urin in die Augen, in Schnittwunden oder in den Mund gelangt. Obwohl man annimmt, daß HIV-Erreger im Urin nicht infektiös sind, können andere infektiöse Stoffe – wie etwa Zytomegaloviren – auf diese Art verbreitet werden und so zusätzliche gesundheitliche Probleme schaffen. Wenn man diese Dinge sicher vermeidet, sollte Sex eigentlich sicher sein.

Vermeiden Sie Gruppensex.

Wenn mehr als ein Partner beteiligt ist, kann man sich leicht unter Druck gesetzt fühlen, Risiken einzugehen, die man eigentlich nicht eingehen will. Es ist am einfachsten und am sichersten, ›Safer Sex‹ nur mit (jeweils!) einer Person zu haben.

Vermeiden Sie es, vor und während des Sex große Mengen an Alkohol zu sich zu nehmen oder Drogen zu konsumieren. Diese machen den Sex zwar entspannender und aufregender, aber sie setzen auch die Kritikfähigkeit herab (einschließlich der Fähigkeit, höflich und bestimmt ›nein‹ zu sagen). In diesem Zusammenhang soll nochmals dringend davor gewarnt werden, Drogen mit einer Spritze zu spritzen, die andere schon verwendet haben.

Halten Sie sich von Orten fern, wo ›Druck‹ bestehen könnte, sich sexuell zu betätigen. Es kann sehr schwierig sein, seine Entschlüsse zu ›Safer Sex‹ einzuhalten, wenn Sie mit Leuten zusammen sind, die anders darüber denken oder die sich offensichtlich nicht um ihre Gesundheit kümmern wollen. Wenn in Ihrer Freizeit bestimmte Treffpunkte eine Rolle gespielt haben, wo Sex zu haben war, sollten Sie in Zukunft woanders hingehen, wo dieser Druck nicht besteht. Oder treten Sie Gruppen bei, die öffentlich ›Safer Sex‹ propagieren und unterstützen. Hier besteht die Gelegenheit, Sex zu haben, in gegenseitigem Verständnis dafür, was annehmbar ist und was nicht. So kann Sex entspannend sein, weil Sie beide wissen, was sicher ist, und weil Sie beide bereit sind, sich an das, was sicher ist, zu halten.

Sprechen Sie mit allen potentiellen Partnern über ›Safer Sex‹.

Eine weitverbreitete Befürchtung, mit jemandem über ›Safer Sex‹ zu sprechen, ist die, daß mögliche Partner abgeschreckt werden, oder daß sie sich über sie lustig machen, weil sie das Thema aufbringen. Diese Angst haben hauptsächlich Leute, die häufige flüchtige Beziehungen haben oder die eine sexuelle Beziehung mit jemand neuem eingehen wollen. Besonders befürchten sie, daß sie sich dadurch, daß sie das Thema ›Safer Sex‹ aufbringen, als HIV-positiv zu erkennen geben und damit sich anbahnende Gelegenheiten für (sexuelle) Beziehungen verpatzen. Man muß es natürlich jedem Einzelnen überlassen, was er einem möglichen Partner von seiner HIV-Infektion erzählt, aber es gibt keinen triftigen Grund, warum man sagen müßte, daß man HIV-infiziert sei. (Viele Leute, die – mit ›Safer Sex‹ – eine enge und vertrauensvolle Beziehung aufgebaut haben, erzählen zu einem späteren Zeitpunkt, daß sie sich falsch vorkommen, weil sie ihrem Partner nicht die Wahrheit über ihre Infektion gesagt haben. Dieser Punkt wird ab Seite 149 diskutiert werden.)

Es ist eine Tatsache, daß der Gebrauch eines Kondoms mit Gleitmittel eine brauchbare Maßnahme zum Schutz gegen Geschlechtskrankheiten und zur Empfängnisverhütung ist. Heterosexuelle Männer und Frauen können z.B. vorgeben, daß sie ein Kondom verwenden müssen, weil sie starken Soor hätten! Wenn es beiden Partnern klar ist, daß sie HIV-Risikogruppen angehören, kann die Diskussion etwas offener ausfallen. Man kann dann z.B. ehrlich sagen, daß man die Ausbreitung von HIV vermeiden möchte. Solch ein Verhalten kann auf den Partner, der nicht weiß, wie er das Thema aufbringen soll – vielleicht weil er Angst hat, zurückgewiesen zu werden –, einen beruhigenden und vertrauenerweckenden Eindruck machen. Partner aus Risikogruppen, die nicht bereit sind, sich an solche Vorkehrungen zu halten, sollen sowieso als schlechte Kandidaten für sexuelle und für tiefere menschliche Beziehungen angesehen werden.

Man muß sich einfach darüber im klaren sein, welche sexuellen Verhaltensweisen akzeptabel sind und welche nicht, und manchmal das dem Partner auch unmißverständlich mitteilen. Diese Klarheit führt dann zu einem entspannteren sexuellen Erleben, besonders wenn Sie Ihre Erklärungen vorher geübt und dadurch locker vorgebracht haben.

Was ist nun wirklich ›Safer Sex‹? ›Safer Sex‹-Praktiken, die jegliches Risiko ausschließen, sich mit HIV (und anderen Geschlechtskrankheiten) anzustecken, sind alle sexuellen Verhaltensweisen, bei denen es nicht zum Kontakt von Körperflüssigkeiten wie Blut, Samen oder Urin mit Hautverletzungen oder Schleimhautoberflächen kommt. Unter diesen Umständen sind die folgenden Aktivitäten sicher:

- (Gegenseitige) Masturbation bis zum Orgasmus/Samenerguß.
- Küssen – wenn Sie keine Verletzungen, wunde Stellen oder Infektionen im Mund oder an der Zunge haben.
- Massagen (Schweiß birgt kein Infektionsrisiko).
- Der Gebrauch von Vibratoren und anderen Reizgegenständen – solange sie nicht gemeinsam verwendet werden.
- Alle anderen Varianten und Aktivitäten, die nicht die Haut verletzen oder das Eindringen von Körperflüssigkeiten in Verletzungen der Haut und (Schleimhaut) ermöglichen.

Die Kardinalfrage ist nun die: *Wie kann Sex mit so vielen Einschränkungen überhaupt noch aufregend sein?*

Die Antwort hierauf ist, daß er sehr wohl aufregend sein kann, dazu aber einige Übung und Entschlossenheit nötig ist. Es ist nie einfach, eingefahrene Gewohnheiten und Praktiken zu ändern. ›Safer Sex‹ hat jedoch noch eine andere Seite, die wir bisher nicht in Betracht gezogen haben – *den Kopf.*

Ein großer Teil von Sex spielt sich im Kopf ab. Körperliche Aktivitäten kommen meistens den Phantasien, die wir über Sex mit anderen haben, allenfalls nahe. Aber Phantasien funktionieren in beide Richtungen – sie können uns *und* unsere Partner erregen, wenn wir lernen, sie wirksam mitzuteilen.

Es ist klar, daß es vielen Leuten schwerfällt, ihre sexuellen Phantasien und Wünsche mit Leuten zu besprechen, die sie nicht kennen oder – was noch wichtiger ist – denen sie nicht vertrauen – beim ersten ›Zusammensein‹ zum Beispiel. Es kann schwierig sein, sich selbst einem anderen so preiszugeben, wenn es sich lediglich um ein flüchtiges Zusammentreffen oder eine ungeklärte Situation handelt. Aus diesem Grund haben viele Leute, die früher häufig wechselnde Sexpartner hatten, regelmäßige und längerfristige Beziehungen aufgebaut. Zumindest für sie ist Sex Teil einer vertrauensvollen Beziehung geworden. Ein Paar drückte das folgendermaßen aus:

»Bevor ihm die Diagnose mitgeteilt wurde, hatten wir immer auch viele andere Sexualpartner – ich glaube, wir haben nach etwas ganz Besonderem oder ganz Aufregendem gesucht; aber wir fanden bald heraus, daß das gefährlich war. Dann trafen wir eine Entscheidung: ... wir wollten füreinander sorgen. Wir stellten dabei fest, daß wir, nachdem wir uns wieder um unsere (seit fünf Jahren bestehende) Beziehung kümmerten, wiederfanden, was uns am Anfang unserer Beziehung angezogen hatte. Wir redeten auf eine ganz andere Art ... ich glaube, wir haben uns wieder ineinander verliebt. Es ist jetzt anders, und wir vermissen beide manche Praktiken, die wir früher machten. Aber das ist nicht so schlimm. Wenn es einem von uns so geht, reden wir darüber – und das führt oft zu einem schönen Abend! Die Veränderung in unserem Leben hat sich gelohnt – für uns zumindest.«

Es muß betont werden, daß Sex für verschiedene Leute eine unterschiedliche Bedeutung hat. Die Erfahrung eines einzelnen oder sogar der meisten Leute oder Paare sollte nicht als Maßstab, an dem alle anderen sexuellen Ausdrucksweisen zu messen sind, hingestellt werden. Für viele HIV-Infizierte bleiben flüchtige Beziehungen nach wie vor ihr bevorzugtes sexuelles Verhalten, und es gelingt ihnen, diesen Lebensstil aufrechtzuerhalten *und* ›Safer Sex‹ darin unterzubringen. In diesem Zusammenhang ist die Aussage des Amerikaners Max sehr interessant:

»... ich habe mein Interesse an Verabredungen und am Flirten wiederentdeckt. Im Gegensatz zu so manchen anderen Leuten fühle ich mich durch ›Safer Sex‹ nicht verarmt – ganz im Gegenteil. Ich sehe ›Safer Sex‹ für mich als Möglichkeit, mich weiterhin als sexuelles Wesen auszudrücken. Gleichzeitig kann ich die Wunder der Nähe und die vielen nichtsexuellen Facetten meiner Persönlichkeit erforschen ... Außerdem macht es auch Spaß. Mehr denn je macht es mir Freude, mich attraktiv, warm, sexy und begehrenswert zu fühlen. Für uns Menschen mit AIDS ist es – genauso wie bei Menschen ohne AIDS – wichtig, daran zu denken, daß Sex und Berührungen immer noch zu unserem Repertoire gehören.«

Diese Aussage soll einfach zeigen, daß ›Safer Sex‹ für Leute, die es gelernt haben, ihre besonderen Vorlieben anderen mitzuteilen, (oft zu ihrer eigenen Überraschung) mindestens genauso lustvoll geworden ist wie ihre vorherigen sexuellen Praktiken, da sie sich keine Sorgen um die Konsequenzen mehr zu machen brauchen. Wenn Vertrauen und Zuversicht in den Partner ein Bestandteil der sexuellen Betätigung ist, kann die Tiefe des sexuellen Empfindens größer und befriedigender sein, wie viele meiner Patienten berichtet haben.

Aber auch diejenigen, die keine feste Beziehung haben oder sich vorgenommen haben, keinen Sex mit anderen zu haben, können sich trotzdem ein gesundes Sexualleben erhalten. Masturbation führt nicht, wie im 19. Jahrhundert allgemein angenommen wurde, zum körperlichen Verfall oder zum Verlust aller lebensnotwendigen Fähigkeiten oder gar zum Zusammenbruch der moralischen Stärke! Masturbation ist gesund, macht Spaß und kann eine willkommene Ablenkung von einer ganzen Menge von Bedürfnissen und Streß bieten. Vor allem ist sie ganz *normal* und bestimmt eine gute Möglichkeit, seine Phantasie einzusetzen. Bücher, Bilder und andere Hilfsmittel können sie sogar noch genußreicher machen, wie einer meiner AIDS-Patienten ein paar Wochen, nachdem die Erkrankung bei ihm festgestellt wurde, begeistert berichtete:

»Ich beschloß – nach einem Leben voller wilder Sexabenteuer – mich ans Zölibat zu halten. Ich mietete einen dieser Videoapparate, deckte mich mit eher pornographischen Kassetten ein und habe mich seither sehr lustvoll mit mir selber vergnügt.«

Dieser Patient hat inzwischen wieder den Drang verspürt, andere Personen sexuell zu berühren, und danach eine Reihe von ›Safer-Sex‹-Erfahrungen gemacht.

Eine interessante Anmerkung zu diesem Abschnitt stammt von Peter, einem Mann, bei dem kürzlich AIDS diagnostiziert wurde, nachdem er vorher monatelang von seiner HIV-Infektion gewußt hatte. Als freundlicher, warmherziger und rücksichtsvoller Mensch stellte er fest, daß man mehr Zeit für andere Dinge habe, wenn man nicht soviel Zeit darauf verwenden müsse, ein Sexualleben mit häufig wechselnden Partnern zu organisieren.

»Das Leben ist wirklich viel interessanter geworden. Es ist eigentlich witzig, aber Sex ist für mich irgendwie in einen anderen Blickwinkel gerückt. Es dauerte eine Weile, aber ich mag die Veränderung und all die neuen Dinge in meinem Leben, für die ich vorher nie Zeit hatte.«

Die Ansteckung vermeiden

Der folgende Abschnitt soll seropositive Menschen und die, die sich um sie kümmern, darüber informieren, wie sie eine Ansteckung anderer vermeiden können. Über ›Safer Sex‹ haben wir bereits gesprochen, die Diskussion soll sich nun auf andere Lebensbereiche erstrecken, in denen ein geringeres, aber doch mögliches Infektionsrisiko besteht.

Als estes muß man wissen, daß HIV ein besonders verletzliches Virus ist. Seine dünne, weiche Hülle bietet ihm wenig Schutz vor der Außenwelt. Das bedeutet nicht nur, daß es leicht zerstört werden kann, wenn es sich außerhalb des wärmenden Schutzes des Körpers befindet, sondern es ist auch nicht leicht, sich damit zu infizieren. Studien über die Verbreitung des Virus aus der ganzen Welt sind sich einig über die folgenden Wege der Übertragung:

- Geschlechtsverkehr
- Injektion von Drogen
- Übertragungen von Blut, Blutprodukten und anderen Körperprodukten (z. B. Sperma)
- Intrauterine Übertragung von Müttern auf ihre Kinder und später beim Stillen
- Übertragung über offene Hautwunden, die in Kontakt von größeren Mengen von infektiösem Blut und infektiösen Körperflüssigkeiten kamen.

Es ist möglich – aber nicht bewiesen –, daß ein gewisses Infektionsrisiko besteht, wenn infektiöses Blut und infektiöse Körperflüssigkeiten auf andere Schleimhautoberflächen als die der Scheide oder des Enddarmes (z. B. die der Augen und des Mundes) gelangen.

Seit vielen Jahren haben sich Wissenschaftler nun darüber Gedanken gemacht, ob es irgendwelche Anzeichen für eine Übertragung von HIV auf anderen Wegen als den oben genannten gibt. Familien mit HIV-positiven oder AIDS-kranken Erwachsenen und Kindern sind über lange Zeiträume hinweg genauestens überwacht worden. Und man hat festgestellt, daß glücklicherweise *keinerlei weitere Übertragungsrisiken als die oben be-*

schriebenen bestehen. Der »normale« Kontakt innerhalb der Familien, besonders auch der zwischen Kleinkindern und ihren Eltern, hat sich als sicher erwiesen. Der konventionell-gesellschaftliche Kontakt oder der bei der Arbeit birgt keine Risiken in sich.

Die öffentliche Reaktion auf HIV zeigt aber trotzdem, daß diese Erkenntnisse von der Allgemeinheit erst noch angemessen verarbeitet werden müssen. So hat z.B. die Enthüllung, daß das Virus auch im Speichel gefunden worden ist, größte Bedenken wegen möglicher Gefahren in bezug auf Küssen, Spucken, Beißen usw. hervorgerufen; Kinder, die an der Bluterkrankheit leiden und HIV-positiv sind, wurden in der Schule isoliert (oder aufgefordert, zu Hause zu bleiben), oder die Eltern gesunder Kinder behielten ihre Kinder daheim, damit sie sich nicht in der Schule oder auf dem Spielplatz anstecken konnten. Viele Patienten haben berichtet, daß manche ihrer Familienmitglieder sie wegen solcher Sorgen von Neffen, Nichten, Enkelkindern und jüngeren Geschwistern ferngehalten haben. Als ein AIDS-Patient, nachdem ihm seine Diagnose mitgeteilt worden war, wieder an seinem Arbeitsplatz willkommen geheißen wurde, mußte er feststellen, daß er dort jetzt eine eigene Toilette hatte (was er eigentlich nicht schlecht fand, da er sich jetzt nicht mehr in der anderen Toilette anstellen mußte!). Es gibt zahlreiche Berichte darüber, daß homosexuelle Männer von Kneipen und Vereinen ausgeschlossen wurden. Eine meiner ärztlichen Kolleginnen geriet sogar bei ihrem Vermieter ernsthaft ins Kreuzfeuer, weil sie sein Zimmer weitervermietet hatte, während sie an einer Konferenz über AIDS teilnahm! Wir alle kennen derartige Schlagzeilen in Zeitungen, die die Infektionsrisiken hervorheben und verzerren:

AIDS-KRANKER BEISST ZWEI POLIZISTEN

AIDS-HORROR AUF LUXUSKREUZER

GERICHTSSAAL GERÄUMT FÜR KILLER-VIRUS-TRÄGER

Die Absicht derartiger vorsätzlicher Verzerrungen der Übertragungsrisiken ist, die Öffentlichkeit über die wahren Sachverhalte im unklaren zu halten. Daher überrascht es nicht, daß die Ängste vor Ansteckung bei alltäglichen sozialen und häuslichen Kontakten oder bei der Arbeit so stark (und oft so unnötig zerstörerisch) sind. Ein typisches Beispiel zeigen die etwas betagten Eltern eines an PGL leidenden Patienten. Sie waren verzweifelt um ihren Sohn besorgt und fanden, daß die konstruktivste praktische Hilfe, die sie ihrem Sohn geben konnten, die sei, daß sie ihn jedes Wochenende in ihr Haus auf dem Land einluden und sich dort, fern vom Druck der Großstadt, dem er sonst immer ausgesetzt war, um ihn kümmern konnten. Da aber niemand ihnen genaue Informationen über das Infektionsrisiko, das von ihrem Sohn ausging, gegeben hatte, verbrannten sie jeden Sonntagabend, nachdem er wieder abgefahren war, seine Bettwäsche. Dies war mit der Zeit sehr teuer für die beiden Rentner und erzeugte auch Schuldgefühle bei ihnen, da sie ihre Handlungsweise als unfair und distanzierend empfanden. Aber sie dachten, sie hätten keine andere Wahl. Man kann sich die Erleichterung der beiden vorstellen, als sie erfuhren, daß sie seine Bettwäsche ganz normal mit der anderen Wäsche zusammen waschen konnten!

Ein anderer junger Mann, der sich mit HIV infiziert hatte, als er in Afrika arbeitete, paßte ganz besonders auf, niemanden anzustecken. Er war ein beliebter und angenehmer Mensch und hatte daher viele Freunde, die ihn regelmäßig zum Essen einluden. Er nahm dann immer zwei Plastiktüten mit: Eine enthielt ein vollständiges Set Geschirr und Besteck, aus dem er dann aß und trank, in der anderen hatte er zwei Lappen und eine Flasche Desinfektionsmittel. Jedesmal, wenn er die Toilette des Gastgebers benutzt hatte, schrubbte und desinfizierte er diese hinterher, bis sie so sauber war, daß sie die Operationssäle vieler Krankenhäuser in den Schatten stellte. (Natürlich wurde er daraufhin von vielen seiner Freunde einmal wöchentlich eingeladen!).

Solche Überreaktionen sind vollkommen überflüssig und sinnlos. Sinnvolle Haushaltshygiene ist alles, was nötig ist, um die Ausbreitung der Infektion auf *jeden* Fall zu vermeiden. HIV *kann* nicht übertragen werden, wenn man Geschirr, Besteck, Toiletten, Badezimmer, Handtücher oder Bettwäsche gemeinsam benützt. Genausowenig kann es durch Händeschütteln, das Berühren von Türgriffen, durch Küssen, Umarmen oder Schmusen übertragen werden. Für Infizierte und im Umgang mit ihnen ist es gut und nützlich, die folgenden Verhaltensmaßnahmen, die für *jeden* zivilisierten Menschen selbstverständlich sind, zu beachten:

- Waschen Sie Ihre Hände regelmäßig und halten Sie sich sauber, indem Sie möglichst täglich baden oder duschen.
- Spülen Sie Ihr Geschirr in Spüllauge, die so heiß ist, daß Sie Spülhandschuhe verwenden müssen.
- Verwenden Sie verschiedene Lappen zum Putzen der Küche und des Badezimmers, und verwenden Sie auch verschiedene Lappen für Arbeitsflächen und Böden.

- Waschen Sie Ihre Hände, nachdem Sie Haustiere angefaßt haben und nachdem Sie das Katzenklo gereinigt haben (überhaupt ist es am besten, wenn Sie zum Reinigen von Katzenklos und bei Kontakt mit Tierkot Gummihandschuhe tragen). Da Haustiere Träger vieler Organismen sein können, die für einen AIDS-Kranken schädlich sein können (z. B. Toxoplasmose), sollten Sie niemals ein Haustier Ihr Gesicht ablecken lassen und den Kontakt mit fremden Tieren so gut es geht vermeiden. Stellen Sie sicher, daß Ihr Haustier regelmäßig geimpft und sauber und gesund gehalten wird.
- Stellen Sie sicher, daß Fleisch (vor allem Geflügel) vollkommen aufgetaut und ganz durchgebraten ist – falsch zubereitetes Fleisch kann Bakterien und andere eventuell gefährliche Organismen enthalten. Essen Sie kein rohes Fleisch (Tartar, Met o. ä.), wenn Sie HIV-infiziert sind.
- Säubern Sie Ihren Kühlschrank regelmäßig und werfen Sie alle alten Lebensmittel regelmäßig weg. Verwenden Sie Seife und Wasser, um Schimmelpilze zu beseitigen, die sie dort finden!
- Tragen Sie zur Gartenarbeit Handschuhe.
- Tragen Sie Gummihandschuhe, wenn Sie Blut, Erbrochenes, Samen oder Exkremente aufwischen, und waschen Sie die Hautpartien, die damit in Berührung gekommen sind, mit warmer Seifenlauge.
- Körperflüssigkeiten sollten am besten mit Papiertüchern aufgewischt werden, die dann in der Toilette hinuntergespült werden. Möbeloberflächen können dann mit einer zehnprozentigen Chlorlauge desinfiziert werden. Verschmutzte Stoffe können problemlos in einer ganz normalen Waschmaschine oder in einer Wäscherei gewaschen und in einem normalen Trockner getrocknet werden. Falls Kleidung oder Stoffe sehr stark mit Stuhl, Urin oder anderen Körperflüssigkeiten verschmutzt sind, ist es sicher sinnvoll, diese extra zu waschen – wenn die Verschmutzung nur leicht ist, kann andere Wäsche ruhig gleichzeitig mitgewaschen werden.
- Schnitte, Kratzer oder andere Hautverletzungen (z. B. Ekzeme) sollten, bis sie verheilt sind, wasserfest verbunden werden (besonders dann, wenn enger körperlicher Kontakt zu erwarten ist).
- Wenn Blut oder andere infektiöse Körperflüssigkeiten in die Augen oder den Mund oder auf die Haut von anderen Personen gespritzt werden, sollten die betroffenen Partien sofort mit sehr viel Wasser ausgewaschen werden. Hautoberflächen können mit Seifenwasser gewaschen und dann mit klarem Wasser abgespült werden.
- Normaler Haushaltsabfall sollte auf normalem Wege in zugebundenen Plastiktüten beseitigt werden.

- Gebrauchte Pflaster, Tampons, Binden und Taschentücher können in der Toilette hinuntergespült oder in zugebundenen Abfalltüten weggeworfen werden.
- Verwenden Sie Zahnbürsten und Rasiermesser nicht mit anderen gemeinsam (siehe unten).

Zusätzlich zu diesen Verhaltensregeln müssen noch andere Risikoquellen in Betracht gezogen werden. Sie beziehen sich auf alle Leute, die Risikogruppen für eine HIV-Infektion angehören, egal ob sie nun wissen, ob sie HIV-positiv sind, oder nicht:

1. Spenden Sie kein Blut, keine Körperflüssigkeiten oder Organe. Falls Sie eine Organspenderkarte haben, sollten Sie diese vernichten; zum Blutspenden sollten Sie nicht mehr gehen.
2. Überlegen Sie es sich genau, ob Sie schwanger werden wollen, oder wenn Sie es schon sind, ob Sie es bleiben wollen. Wegen der Auswirkungen, die eine Schwangerschaft auf das Immunsystem hat, gehen schwangere, HIV-positive Frauen ein höheres Risiko ein, daß sich aus ihrer symptomlosen Infektion ein Immundefekt entwikkelt. Es ist auch sicher, daß für Babys, die von seropositiven Müttern geboren werden, ein sehr großes Risiko besteht, mit HIV infiziert zu werden; statistisch besteht eine 50%ige Wahrscheinlichkeit, daß sie innerhalb der ersten zwölf Lebensmonate an AIDS sterben werden.
3. Sich die Ohren durchstechen zu lassen, Akupunktur, Tätowierungen und sich beim Frisör rasieren zu lassen – das sind alles Prozeduren, die aus verschiedenen Gründen riskant sein können. Erstens kann es vorkommen, daß kleine Mengen Blut vergossen werden, oder auf den benutzten Instrumenten zurückbleiben. Zwar ist das Risiko, sich mit HIV zu infizieren, dabei nahezu Null; aber *andere* Infektionen (wie z.B. Hepatitis B) können auf diesem Weg verbreitet werden. Zweitens kann es nicht immer vollkommen sichergestellt werden, daß die Instrumente absolut steril sind; wenn eine große Anzahl von Kunden bedient werden, kann ein geringes Risiko bleiben. Daher ist es besser, sicherzugehen und solche Aktionen zu vermeiden.
4. Zahnbürsten und Naßrasierer sollten zu Hause nicht gemeinsam mit anderen benützt werden. Auch hier ist das Risiko sehr gering, und es gibt eigentlich *keine Beweise* für eine Übertragung durch solche Aktivitäten. Aber wenn man die oben besprochenen Vorkehrungen befolgt, hat das den Vorteil, daß man beruhigt und versichert sein kann, für andere auch nicht das geringste Risiko darzustellen.

Die vollkommene Gesundheitsfürsorge und Infektionskontrolle beinhaltet auch, daß man auf die Leute Rücksicht nimmt, die im Gesundheitswesen tätig sind, und die bei ihrer Arbeit mit infizierten Körperflüssigkeiten in Kontakt kommen könnten.

An anderer Stelle in diesem Buch ist das Thema, ob man den Hausarzt einweihen sollte, schon angerissen worden; es ist sinnvoll, darauf hier noch einmal einzugehen. Man muß zugeben, daß die Meinungen der Mediziner immer noch darüber geteilt sind, ob der Patient (und der Arzt, der die Diagnose stellt) die Pflicht hat, den Hausarzt über die Infektion zu informieren oder nicht. Insgesamt ist es gut, in medizinischer Überwachung durch einen Arzt zu sein, der in der Nähe praktiziert, wobei die Intensität dieser Überwachung von der Schwere der Krankheit abhängt. Aber die Entscheidung, welcher Arzt diese Überwachung durchführen soll, muß letztlich dem Patienten selber überlassen werden. Wenn es Gründe gibt, die dagegen sprechen, daß der Hausarzt einbezogen wird – vielleicht weil er Familienmitglieder behandelt, die von der Situation nichts wissen –, kann das Krankenhaus oder der betreuende Facharzt (oder vielleicht eine öffentliche Einrichtung, die sich mit HIV-Infektionen beschäftigt) andere Allgemeinärzte empfehlen, die bereit sind, die notwendige Gesundheitsüberwachung und Unterstützung zu garantieren.

Ebenso ist es möglich, daß Zahnärzte durch bestimmte Zahnbehandlungen einer gewissen Infektionsgefahr ausgesetzt sind, obwohl sie eigentlich Verhaltensmaßnahmen zur Infektionsvermeidung einhalten sollten, die solche Gefahren auf alle Fälle ausschließen, egal ob ein Patient als seropositiv bekannt ist oder nicht. Zur Zeit als dieses Buch geschrieben wurde, lag kein einziger Fall vor, daß ein Zahnarzt bei seiner Arbeit mit HIV infiziert wurde. Zahnarzt-Kollegen erzählen jedoch, daß es z. B. bei manchen chirurgischen Prozeduren vorkommt, daß versehentlich Drähte Stichwunden in ihrer Haut hinterlassen. Allerdings ist ein Stich in den Finger mit einem dünnen Draht mit Sicherheit eine zu kleine Wunde, als daß irgendeine HIV-kontaminierte Flüssigkeit eine Infektion verursachen könnte. Trotzdem könnte es bei anderen Tätigkeiten in der Zahnbehandlung geschehen, daß größere Mengen Blut (z. B. beim Ziehen von Zähnen) dem Zahnarzt in den Mund oder in die Augen spritzen. Der Zahnarzt muß sich deshalb ausreichend gegen solche Vorkommnisse schützen. Aus diesem Grund sollten Zahnärzte von der HIV-Infektion ihrer Patienten unterrichtet werden. Die meisten Krankenhäuser, Fachärzte, die sich mit HIV-Krankheiten befassen, und kommunale Einrichtungen kennen Zahnärzte, die bereit sind, HIV-infizierte Patienten zu behandeln.

Ein Wort über HIV-infizierte Schulkinder

HIV-infizierte Kinder im schulpflichtigen Alter gehören hauptsächlich zwei Gruppen an: a) Bluter, die Serien von HIV-kontaminierten Faktor-VIII- und Faktor-IX-Präparaten (Blutgerinnungsstoffe, die aus gespendetem Blut gewonnen werden) erhalten haben, und b) Kinder, deren Mütter HIV-infiziert waren und die während der Schwangerschaft, der Geburt oder beim Stillen mit HIV angesteckt wurden.

Es muß betont werden, daß sich unter allen Fällen der HIV-Infektion in der ganzen Welt *kein ernstzunehmender Hinweis auf irgendeinen Fall findet, bei dem eine Ansteckung durch normalen zwischenmenschlichen Kontakt in Schulen oder engen (nicht-sexuellen) Kontakt innerhalb von Familien erfolgt ist.*

Einige Kinder haben natürlich größere psychische und verhaltensbedingte Schwierigkeiten als andere bei der Kontrolle ihrer Körperausscheidungen; in solchen Fällen (z.B. bei neurologisch beeinträchtigten und in ihrer Entwicklung behinderten Kindern) müssen die Maßnahmen der Infektionskontrolle von den betroffenen Lehrern und Erziehern oder Krankenschwestern gut verstanden und eingeübt werden (siehe unten). In allen Fällen stellen ›normale‹ Verhaltensweisen von Kindern wie Daumenlutschen, das Kauen an Bleistiften oder Füllfederhaltern, Dinge in den Mund zu stecken usw. kein Gesundheitsrisiko für andere Kinder dar.

Wenn bei Kindern Verhaltensschwierigkeiten (wie Beißen oder Raufen) auftreten, muß man im Einzelfall feststellen, inwieweit diese Kunden sich selbst oder andere in Gefahr bringen. In besonderen Fällen können Vorkehrungen nötig sein, um die betroffenen Kinder vor Schaden zu bewahren.

HIV-infizierte Kinder können anfälliger sein für normale Kinderkrankheiten wie Masern, Herpes-Infektionen (Herpes simplex) und Windpocken. Im Zusammenhang mit diesen Krankheiten können bei ihnen – wegen der verminderten Fähigkeit, mit Infektionen fertig zu werden – auch größere Komplikationen auftreten. Wenn solche Gefahren drohen, wird der Arzt, der sich um die Gesundheit des Kindes kümmert, entsprechende Hinweise für die Behandlung dieses Kindes geben. Da manchmal durch eine Kinderkrankheit die geistigen Funktionen beieinträchtigt sein können, ist es wichtig, daß das Pflegepersonal sorgfältig auf etwaige Veränderungen der geistigen Leistungsfähigkeit des Kindes achtet.

Während des Schulunterrichts sollten immer die *normalen* Sicherheitsvorkehrungen und Hygienemaßnahmen getroffen werden. Eltern, Personal und andere Kinder können sicher sein, daß auch im Unterricht, in dem Blasinstrumente gemeinsam verwendet werden oder in dem Mund-zu-Mund-Beatmung geübt wird, ein erhöhtes Risiko weder für die HIV-infizierten Kinder noch für andere Kinder besteht.

Schließlich muß noch gesagt werden, daß das Recht auf persönliche Vertraulichkeit wie für alle Menschen mit einer HIV-Infektion oder -Krankheit, auch für HIV-infizierte Schulkinder von höchster Wichtigkeit ist. Das Prinzip, daß nur diejenigen eingeweiht werden sollen, die es ›wissen müssen‹, gilt für Kinder genauso wie für Erwachsene; daher sollte man, bevor man weitere Personen informiert, zuerst mit dem behandelnden Arzt sprechen.

Verbesserung des Allgemeinzustandes

Dieses Buch will dem Leser dabei helfen, praktisch und psychisch mit den Umständen der Infektion und/oder Krankheit fertig zu werden. Bisher haben die gegebenen Informationen hauptsächlich Dinge betroffen, die man *nicht* tun soll. Daher wollen wir uns im folgenden mit Dingen befassen, die viele Betroffene als hilfreich empfunden haben. Leben mit AIDS und dem HIV bedeutet, daß man eine positive Lebenseinstellung entwickeln und nicht passiv auf das Schlimmste warten sollte. Dieser Abschnitt enthält bewährte Ratschläge von vielen Leuten, die mit ihrer Infektion oder Krankheit leben. Man darf aber nicht vergessen, daß diese Vorschläge nicht als Methoden zur Heilung gedacht sind, sondern sie sollen mögliche Wege aufzeigen, sich mit den Störungen, die die Infektion oder Krankheit mit sich bringen können, zu arrangieren. Zunächst sollen Betrachtungen über sinnvolle gesundheitliche Maßnahmen angestellt werden.

Genauso wie die konventionellen Hygienemaßnahmen zu Hause, bei der Arbeit und bei der Freizeitgestaltung treffen auch die Vorschläge zur Erhaltung der Gesundheit und körperlichen Leistungsfähigkeit auf alle Menschen zu, ob sie nun seropositiv sind oder nicht. So ist es für alle Menschen empfehlenswert, die folgenden Ratschläge zu befolgen.

Stellen Sie sicher, daß Sie regelmäßig und genug schlafen

Schlaf hilft dem Körper, seine ›Batterien wieder aufzuladen‹ – wenn wir nicht genug Schlaf bekommen, erschöpfen wir unsere Energien. Es gibt immer wieder Zeiten, in denen wir nicht genug schlafen; vielleicht weil dringende Verpflichtungen oder intensive Vergnügungen davon abhalten.

Man muß immer das Vergnügen, das man haben kann, wenn man mit dabei ist, abwägen gegen die Enttäuschung, die man haben würde, wenn man nicht dabei wäre. Auf jeden Fall ist es wichtig, sein Leben nach Möglichkeit zu genießen, egal wie die Lage ist. Das vernünftigste Vorgehen dabei ist, so viel zu tun wie man kann, ohne zu viel zu tun und sich dabei zu übernehmen. Wenn es Zeiten gibt, in denen Sie nicht regelmäßig schlafen, sollten Sie sicherstellen, daß sie später Zeit haben werden, den verlorenen Schlaf nachzuholen. Einer meiner Patienten drückte das folgendermaßen aus:

»Mein Leben ist ein ständiger Balanceakt. Die meiste Zeit mache ich Sachen, die gut für mich sind. Manchmal mache ich Sachen, die wahrscheinlich schlecht für mich sind. Ich kann nicht *immer* vernünftig sein – Spaß am Leben, ohne andere dabei einem Risiko auszusetzen, ist für mich das wichtigste. Ich habe mein Schicksal unter Kontrolle; welche Behandlungsarten, Therapien und Lebensgewohnheiten ich auch wähle – sie können mir helfen, daß das so bleibt.«

Treiben Sie regelmäßig Sport

Übertreiben Sie es aber nicht. Man muß sich an sportliche Übungen erst langsam gewöhnen (genauso wie man sich an Alkohol erst langsam gewöhnt); viele Leute sind nach der Diagnosestellung eine Zeit lang körperlich zu schwach, um viel zu tun. Trotzdem ist es keine schlechte Idee, zumindest einen Plan für tägliche Körperübungen aufzustellen. Dieser Plan sollte ein möglichst weites Spektrum an Übungsarten beinhalten, so daß die spätere Durchführung nicht an der Verfügbarkeit räumlicher Möglichkeiten scheitert oder an der fortschreitenden Krankheit, wodurch dann Verdruß oder Schwierigkeiten hervorgerufen werden könnten. Peter, ein Mitglied der ›People with AIDS-Gruppe‹ erklärt:

»Ich fand es sehr schwierig, mit dem Schwimmen anzufangen. Mein KS ist jetzt so weit fortgeschritten, daß ich mich schäme, zu schwimmen, wenn andere dabei sind. Ich wünschte jemand hätte mich gewarnt – ich habe damals nicht daran gedacht, sonst hätte ich mit einer anderen Sportart begonnen, die ich jetzt auch noch betreiben könnte.«

Leute, die zeitweise im Bett liegen müssen oder allenfalls auf einem Stuhl sitzen können, können vielleicht damit beginnen, täglich ein paar Minuten isometrische Übungen zu machen; diese sind körperlich nicht sehr anstrengend. Wenn sich die Gesundheit und die Ausdauer dann stetig verbessern, kann das Spektrum der Übungen, die gemacht werden, langsam gesteigert werden. Die Vorteile sind offensichtlich: die Elastizität der Muskeln und die körperliche Ausdauer werden durch regelmäßige Übungen verbessert. Aber es gibt auch noch andere positive Effekte: Viele Wissenschaftler haben festgestellt, daß regelmäßige sportliche Betätigung Erleichterung bei Depressionen schafft und insgesamt das Wohlergehen steigert. Ein regelmäßiges Übungsprogramm hilft, die tägliche Routine zu schaffen und sich – zumindest eine Zeitlang – von hartnäckigen Sorgen abzulenken. Genauso wichtig ist es vielleicht, daß man durch seine eigenen, täglichen Übungen eine Art Beherrschung seiner Lage gewinnt. Wichtig ist dabei, sich immer zu merken: Fangen Sie langsam an, aber bleiben Sie konsequent dabei.

Lernen Sie, sich gesund zu ernähren

Die Punkte *Maßhalten* und *Regelmäßigkeit* beziehen sich auf sportliche Betätigung ebenso wie auf Ernährung. Viele Leute mit AIDS und HIV haben angefangen, sich gesund zu ernähren, in der Hoffnung, durch den Genuß bestimmter und den Verzicht auf andere Nahrungsmittel ihre Immunstärke verbessern zu können. Dies kann zwar der Fall sein, aber man darf trotzdem nicht vergessen, daß eine gesunde Ernährung AIDS nicht *heilen* kann. Diätpläne sind eine ideale Plattform für Hobbyfanatiker und Modefreaks, und, obwohl es an Vorschlägen für AIDS-Diäten von führenden Köpfen von überall her nicht mangelt, lassen sich die vielen veröffentlichten Diäten, die oft mit fast religiösem Eifer aufgenommen worden sind, wissenschaftlich nicht beweisen. Das muß allerdings nicht heißen, daß sie nicht nützlich sein können. Es ist darum eine falsche und engstirnige Einstellung, wenn man Ernährungsprogramme, die einen beträchtlichen Wert zur Erhaltung oder gar zur Wiederherstellung der Gesundheit bei Menschen mit schweren Krankheiten haben können, einfach ablehnt. Es gibt nur nicht immer zuverlässige Beweise dafür, daß solche Diäten wirklich halten, was ihre Autoren versprechen. Es ist auch wichtig, daran zu denken, daß eine spezielle Diät nicht jedermanns Bedürfnisse erfüllt. Eine Diät, die für den einen gut ist, kann für einen anderen sogar gefährlich sein. Deshalb sollten Sie jede neue Diät, die Sie wegen einer HIV-Infektion oder HIV-Krankheit machen wollen, zuerst ausgiebig mit ihrem Arzt und einem Ernährungsberater besprechen.

Viele Leute mit HIV-Infektion und/oder AIDS haben mit einer makrobiotischen, vegetarischen, ›Antikrebs‹- oder anderen Diät begonnen, und die meisten berichten, daß sie sich durch ihre neue Ernährung ganz anders fühlen. Grahame, einer der Unerschütterlichsten aus unserer Gruppe ›People with AIDS‹, lebt seit zwei Jahren konsequent nach einem naturheilkundlichen Ernährungsplan. Er sagt, er fühle sich wunderbar und er wirkt auch sehr gesund und fit. Seine Diät schließt rotes Fleisch, Pfeffer, Koffein, Alkohol, Zucker, künstliche Geschmacksstoffe und Konservierungsstoffe aus. David, ein anderer der Unerschütterlichen aus der Gruppe, hält sich weiterhin an seine normale Nahrung, bestehend aus Spiegeleiern, Bohnen, Pommes Frites, Schokolade und anderen Dingen, die Grahame ablehnt. Beide sagen, daß es ihnen gut geht, und beide sehen gleichermaßen gesund aus.

Vielleicht ist die Antwort auf die Frage, welche Ernährungsweise die beste ist, einfach die, daß es weniger darauf ankommt, was Sie essen, sondern wie Sie zu dem, was Sie essen, stehen. Menschen, die tiefgreifende Veränderungen in ihrer Ernährungsweise machen, machen wahrscheinlich Zugeständnisse an ihre Gesundheit, die auch andere Veränderungen umfassen. Viele Gesundheitsdiäten erfordern jeden Tag einen großen Zeitaufwand für die Nahrungszubereitung. Auch sind viele Diäten auf eine ganzheitliche Betrachtungsweise der Gesundheit ausgelegt; sie beinhalten eine aktive Beschäftigung mit Körperübungen, Meditation usw. Im Hinblick darauf ist die Äußerung eines AIDS-Patienten bemerkenswert, daß ›egal womit man sich beschäftigt, die Beschäftigung an sich schon eine Hilfe ist‹. Persönlicher Ernährungsplan ist somit ein weiterer Schritt auf das Ziel hin, persönliche Kontrolle und Gewalt über seine gesundheitliche Situation zu erlangen. Selbst wenn Sie Ihre Ernährung nicht umstellen, ist diese aktive persönliche Entscheidung ein erster Schritt zur Entwicklung einer selbstkontrollierten Perspektive Ihres neuen Gesundheitszustandes.

Gute Nachrichten kamen vor einiger Zeit von einer wissenschaftlichen Analyse über die Effekte einer organischen, vegetarischen (makrobiotischen) Diät auf die Lymphozytenanzahl bei einer Gruppe von AIDS-kranken Männern. Die Lymphozytenanzahl blieb konstant oder stieg sogar mit der Zeit langsam an. Wenn man mehr Konkretes über die genauen Auswirkungen von bestimmten Diäten wüßte, würde das Vertrauen in diese sicherlich wachsen, und der Glaube von ein paar ›Pionieren‹ wäre vielleicht gerechtfertigt.

Diejenigen, die keine Umstellung ihrer Ernährungsweise als Reaktion auf ihre gesundheitliche Situation ins Auge fassen, sollten dennoch daran denken, daß eine bewußte und vernünftige Ernährung wichtig ist. Das bedeutet, daß Sie frisches Obst und Gemüse essen, daß Fleisch frisch, vollkommen aufgetaut und durchgebraten sein sollte und daß Sie *regelmäßige* Mahlzeiten zu sich nehmen sollten. ›Fast Food‹ sollte nicht Ihre Hauptnahrung ausmachen. Ihre Nahrung sollte ausgewogen sein; d.h., sie sollte genügend Kohlenhydrate, Proteine, Vitamine, Mineralien, Ballaststoffe und andere lebensnotwendige Stoffe enthalten, die eine gesunde Ernährung ausmachen. Ein weiterer wichtiger Punkt ist, daß Sie essen sollten, was Ihnen schmeckt. Allein die Tatsache, daß ein bestimmtes Nahrungsmittel gut für Sie ist, heißt noch lange nicht, daß es fad sein muß – es kann auch ganz vorzüglich schmecken. Nehmen Sie sich zuerst Zeit zu lernen, was für Sie am besten ist und dann, wie Sie es zubereiten können. Ihre neue Lebensgewohnheit wird Ihnen guttun und Spaß machen.

Manche Nahrungsmittel sollten Leute mit HIV-Infektion und/oder -Krankheit am besten ganz vermeiden. Nicht-pasteurisierte Milch oder Milchprodukte haben z. B. in der Vergangenheit öfters zu *Salmonelleninfektionen* geführt. Diese Infektionen können bei Menschen mit AIDS zu gefährlichen Komplikationen führen. Sie sollten auch kein rohes Fleisch (Tartar u. a.) essen, da Sie davon eine Toxoplasmose bekommen können. Auch »biologisch« gewachsene Lebensmittel, die mit tierischen oder menschlichen Ausscheidungen gedüngt wurden, können möglicherweise gefährlich sein, wenn sie nicht vor dem Essen gekocht werden. Als allgemeine Richtlinie hat die Diätabteilung des St. Mary's Krankenhaus einen Diätplan aufgestellt; er wird in Tabelle 5 wiedergegeben. Vegetarier können das Fleisch vom Plan streichen, sollten sich aber darüber informieren, wie bestimmte Mangelzustände durch rein vegetarische Ernährung (z. B. Eisen oder Vitamin B_{12}) vermieden werden können. Wenn man dem Plan im wesentlichen folgt, kann man zusätzlich auch noch Multivitaminpräparate zu sich nehmen, um sicherzustellen, daß alle wichtigen Vitamine dem Körper regelmäßig zugeführt werden (man soll das aber auch nicht übertreiben; am besten besprechen Sie die empfehlenswerte Dosis mit Ihrem Arzt).

Eine Auswahl von Nahrungsmitteln für ein gesundes Leben (mit freundlicher Genehmigung der Ernährungs- und Diätabteilung des St. Mary's Hospital)

Gesund essen heißt, die richtigen Nahrungsmittel in der richtigen Zusammenstellung und der richtigen Menge zu essen. Nahrung versorgt Sie mit *Energie, Proteinen, Vitaminen und Mineralien.*

Welche Nahrungsmittel sind am besten?

Proteinhaltige Nahrungsmittel:
Proteine spielen eine wichtige Rolle für das Wachstum und das Heilen von Körpergeweben. Proteinhaltige Nahrungsmittel sind z. B. Fleisch, Fisch, Eier, Käse, Milch, Hülsenfrüchte und Nüsse.

Diese Nahrungsmittel versorgen Sie auch mit Eisen, besonders rotes Fleisch und Innereien. Eisen ist wichtig für die Blutbildung. Milch und Milchprodukte liefern auch Kalzium, das für die Bildung von Knochen und Zähnen gebraucht wird.

Obst und Gemüse:
Diese Nahrungsmittel liefern Vitamine, besonders Vitamin C, das Sie vital und Ihr Gewebe gesund hält. Sie enthalten auch viele Mineralien. Kaufen Sie möglichst oft frisches Obst und Gemüse; aber auch gefrorenes Gemüse ist eine gute Alternative.

In den meisten Gemüsearten – wie Erbsen und Bohnen (auch in Dosen oder gefroren) – und Obstsorten sind reichlich Ballaststoffe enthalten.

Fette und Öle:
Speiseöl, Margarine, Butter, Schmalz usw. Diese Nahrungsmittel haben viele Kalorien. Butter und Margarine liefern Vitamin A und D. ›Versteckte Fette‹ sind auch in Schokolade, Chips und Salatsaucen.

Stärkehaltige Nahrungsmittel:
Brot, Haferflocken, Kartoffeln, Reis, Nudeln, Müslis usw. Diese Nahrungsmittel liefern Energie, Eisen, Kalzium, Proteine und B-Vitamine. Sie sind auch sehr gute Lieferanten für Ballaststoffe.

Sie sollten versuchen

diese Nahrungsmittel zu verwenden	*statt*
Vollkornmehl	weißem Mehl
Vollkornbrot	weißem Brot
Vollkornmüslis	Cornflakes, Rice
z. B. reine Kleie, Kleieflocken	
Getreide- (Weizen-, Roggen-, Hafer-, Gerste-) Flocken	Krispies, Frosties
Vollkornkekse	Kekse aus Feinmehl
Vollkornnudeln	weißen Nudeln
Naturreis	weißem Reis

Bohnen und Hülsenfrüchte haben viel Ballaststoffe

Getränke:
Versuchen Sie, jeden Tag möglichst viel Flüssigkeit, besonders Wasser, zu sich zu nehmen. Flüssigkeit ist notwendig für alle Körperfunktionen.

Reduzieren Sie den Gebrauch von Entspannungsdrogen

In den Anfängen der HIV-Epidemie glaubte man, daß der Gebrauch von Entspannungsdrogen, wie es die Nitrite oder ›Poppers‹ sind, eine mögliche Ursache für die Entstehung von AIDS sei, da deren Gebrauch zeitweilig das Immunsystem schwächt. Heute wissen wir, daß diese Drogen, die genommen werden um Orgasmusgefühle zu verstärken, nicht die Ursache für AIDS sind – aber die Bedeutung ihrer immunschwächenden Wirkung bleibt.

Andere Wissenschaftler haben einen Zusammenhang zwischen der Herabsetzung der Infektabwehr und anderen Drogen (wie z.B. Tabak und sogar Alkohol) festgestellt. Daher sollten Drogen nur *sehr maßvoll* konsumiert werden. Eigentlich ist es am besten, sie ganz zu meiden. Bevor etwaige Puritaner aber gar zu sehr in ihrem missionarischen Eifer für die totale Abstinenz aufgehen, sollte man sich auch an die weisen Worte eines Humoristen erinnern, der sagte: ›Wenn man den Alkohol, den Tabak und den (›Safer‹) Sex ganz aufgibt, wird man nicht unbedingt älter – man fühlt sich nur so!‹

Menschen mit einer HIV-Infektion oder AIDS, die von ›harten‹ Drogen wie Heroin und Kokain abhängig sind, sollten sich unbedingt um kompetenten Rat und Hilfe zum Drogenentzug bemühen. Der Mißbrauch solcher Drogen ist ein ernstes medizinisches Problem, unabhängig vom Thema HIV und AIDS (wenn es auch dafür von Belang ist). Dies erfordert ernsthafte medizinische Hilfe.

Genießen Sie – freuen Sie sich

Es klingt vielleicht abgedroschen und fehl am Platz, aber Hunderte von HIV-Infizierten und Leuten mit AIDS haben bestätigt, daß ihre Situation für sie nicht ›das Ende der Welt‹ bedeutet. Viele von diesen Leuten räumen ein, daß es eine Weile gedauert hat, bis sie einsahen, daß sie sich immer noch aussuchen können, wie sie leben wollen. Sobald sie aber einmal mit ihrer Diagnose oder ihrem positiven Antikörperbefund im reinen waren, kam es ihnen vor, als ob ihr Leben von neuem begonnen hätte, mit neuen Regeln und neuen Zielen. Sie haben diese Herausforderung angenommen. Ein Mitglied unserer Gruppe beschrieb den Prozeß als ›lernen, sich selbst vornean zu stellen‹.

Eindrucksvoll bei solchen Menschen ist ihre Fähigkeit, sich zu vergnügen. Ein Teil des Entschlusses, sein Leben bewußt in die Hand zu nehmen (einschließlich der Diskussionen mit den Ärzten darüber, welche Medikamente usw. genommen werden sollten), scheint eine neue Entschlossenheit zu sein, manche Dinge rein zum Vergnügen zu tun. In einem geschäftigen Leben mit hohen Anforderungen an Zeit und Energie, die man hineinsteckt, ist es möglicherweise erforderlich, die Voraussetzungen für die Sorgen, Handlungen und Reaktionen in bezug auf die Unmenge an Verpflichtungen, die wir anzuhäufen scheinen, neu zu bewerten. Diese Neubewertung kann auch bewirken, daß man sich *Zeit schafft für Vergnügungen*. In unserer geschäftigen, modernen Welt ist es nicht immer klug, sich darauf zu verlassen, daß unterhaltsame Veranstaltungen aus dem Nichts auftauchen. Oft muß man sie auch vorausplanen. Ich finde es gut, wenn man sich dieses Planen von Vergnügungen zur Gewohnheit macht. Es sollte jeden Tag oder jede Woche eine bestimmte Zeit geben, in der man sich selbst einen solchen Freiraum zugesteht. Das Gute daran, sich Zeit fürs Vergnügen zu schaffen, ist, daß man davon ziemlich abhängig wird! Es ist egal, was Sie tun – nur, daß Sie es tun, ist wichtig.

Finanzen

Finanzielle Probleme sind eine der Hauptsorgen von Leuten mit HIV-Infektion oder -Krankheit. Es gibt unmittelbare Probleme, wie z. B. die Schwierigkeiten, die entstehen, wenn man durch die Kenntnis der Infektion oder das Auftreten von Krankheitszeichen von regelmäßiger Arbeit (und damit einem regelmäßigen Einkommen) ausgeschlossen wird. Die Fragen, ob man ein Recht auf staatliche Unterstützung hat und ob man einen Rechtsanspruch gegenüber seinem Arbeitgeber hat, lassen sich relativ leicht über die entsprechenden Stellen klären.

In bezug auf Fragen, die sich um die Rechte der Weiterbeschäftigung und um eine vorzeitige, eventuell vorübergehende Berentung drehen, wäre es sinnvoll, wenn Sie sich entweder an Ihre Gewerkschaft (wenn Sie einer angehören), an Ihren Rechtsanwalt oder an eine öffentliche Rechtsberatung wenden.

Es gibt aber auch weniger unmittelbare Fragen über den Status eines HIV-positiven Menschen in bezug auf Lebensversicherungen, Darlehen und die Altersversorgung. Allgemein kann man davon ausgehen, daß die Policen, die abgeschlossen wurden, bevor man selbst wußte, daß man seropositiv ist, von den Versicherungsgesellschaften anerkannt werden müssen. Wenn Sie aber eine Lebensversicherung abschließen und dabei Ihren Antikörperbefund verheimlichen, werden die Versicherungsgesellschaften die Zahlungen verweigern, wenn sie fällig sind oder angefordert werden.

Schließlich noch zum Problem der Bezahlung von Rechnungen: Manche Leute haben ziemlich drastische Maßnahmen zur Beschaffung an Geld ergriffen wie etwa, ihr Auto und/oder Haus zu verkaufen. Sie tun das vielleicht, damit sie sich in Zukunft keine Sorgen mehr darüber zu machen brauchen, wie sie ihre Rechnungen bezahlen sollen, oder damit sie ihre Schulden bezahlen können, die sie anders nicht loswerden (z.B. weil sie nicht mehr arbeiten). Für solche weitreichenden Entscheidungen sollten Sie sich mehrere Wochen Zeit lassen, bevor Sie zur Tat schreiten. Denken Sie daran, wie die Gesundheit die Stimmung beeinflussen kann!

Psychische Anpassung

Unsicherheit · Was wird werden?

»Die Unsicherheit bezieht sich lediglich auf die Gesundheit. Für ›ihn‹ ist es die Frage, wie lange er leben wird, für mich, wie lange ich einen Invaliden pflegen muß. Mein Geliebter wird vielleicht sechs Monate oder ein Jahr oder länger krank sein. Man kann keine Pläne für die Zukunft machen. Man denkt genau darüber nach, warum man zusammen bleibt. Die Kernfrage dabei ist, ob sich das alles lohnt. Wäre es nicht besser, wenn ich mich jetzt entschließen würde, mich lieber auf mein eigenes Leben zu konzentrieren?«

»Unsicherheit über die Zukunft besteht immer, aber ich bin mir jeden Tag sicher, daß ich lebe, daß es mir gut geht und daß ich glücklich bin. Mit jedem Tag verringert sich die Unsicherheit allmählich. Ich fange jetzt wieder an, Zukunftspläne zu schmieden, und ich freue mich auf den Tag, an dem ich auf diesen Lebensabschnitt zurückblicken kann.«

»Als man bei mir AIDS diagnostizierte, war ich sehr erleichtert. Endlich wußte ich, was mit mir los war, nachdem ich zuvor monatelang versucht hatte, meinen Arzt zu überzeugen, daß es mir nicht gut ging und daß etwas nicht stimmte. Natürlich gefiel mir die Diagnose überhaupt nicht, aber wenigstens weiß ich jetzt, wie es um mich steht.«

»Was wird jetzt geschehen? Dieses Virus hängt über mir wie eine Tonne Ziegel, die jeden Moment auf mich herunterfallen kann. Ich habe das Gefühl, daß ich keine Beziehungen mehr eingehen kann, daß ich keine Kinder mehr haben kann und daß mich niemand mehr einstellen wird. Wie kann ich mich mit all dem auf jemanden einlassen? Wer garantiert mir, daß ich nicht einer von den 10% oder so sein werde, die allmählich AIDS bekommen?«

Für die meisten HIV-positiven Menschen bedeutet die Unsicherheit wahrscheinlich das größte Problem, das sie mit ihrer Infektion oder Krankheit meistern müssen. In Gesprächen mit vielen Menschen habe ich die Unsicherheit mit einer Wolke verglichen, die einem immer über dem Kopf schwebt – sie ist immer da und wirft ihren Schatten auf alles, was man plant oder tut. Das Geheimnis ist, daß man versuchen muß, die Wolke kleiner und leichter lenkbar zu machen, um sie dann wegschieben zu können. Die Unsicherheit kann nie ganz ausgelöscht werden, aber sie kann zumindest an einen weniger lästigen Platz geschoben werden. Es ist das Hauptanliegen dieses Buches, Ihnen zu helfen, mit einer unsicheren Zukunft zurechtzukommen und Wege zu finden, mit Ihren eigenen Zweifeln und Sorgen und mit denen Ihrer Angehörigen fertig zu werden und zu leben.

Es ist vielleicht wichtig, zu wissen, daß wir alle mit einer bestimmten Unsicherheit über unser Leben (und unseren Tod) leben. Wiederum ist es vermutlich auch wahr, daß wir das Leben für sicher halten, solange der Tod nicht zu unseren Familienangehörigen oder Freunden kommt. ›Das passiert *mir* doch nicht‹, ist ein oft wiederholter Satz. Das heißt, daß wir auf lebensbedrohliche Ereignisse mit einem höheren Grad an Schock oder Trauma reagieren als z. B. kampferprobte Soldaten oder primitive Krieger. Die Kultivierung von Fitness und Jugendlichkeit in den 80er Jahren hat unser Verhältnis zu persönlicher Krankheit und Siechtum abstumpfen lassen, und die Langlebigkeit, bedingt durch die Verbesserung der medizinischen Versorgung, hat uns von der Realität des Todes entfremdet. Körperliches Leiden und Verzweiflung sind Dinge, die wir heutzutage eher mit der Dritten Welt verbinden.

Im Zusammenhang mit unserem Thema soll Unsicherheit auf zwei Hauptebenen beschrieben werden. Die erste betrifft die Unsicherheit, die seropositive Menschen darüber empfinden, ob sie die mit ihrer Infektion verbundene Krankheit irgendwann einmal bekommen werden und ob sie etwas tun können, um dies zu vermeiden. Die zweite Ebene betrifft das Fortschreiten der Krankheit, wenn diese erst einmal diagnostiziert ist. Die obigen Zitate von seropositiven Menschen mit und ohne Krankheit spiegeln diese beiden Ebenen wider. Viele dieser Fragen können beantwortet werden, bei manchen Antworten ist man jedoch noch immer auf Vermutungen angewiesen, obwohl das medizinische Wissen immer umfassender wird, auf einige wenige Fragen gibt es keine eindeutigen Antworten (z. B. ›Wie lange muß ich noch auf eine Heilung warten?‹). In Anbetracht dieser Tatsachen kann man verstehen, wie sich die Angst und die Hoffnungslosigkeit bis zur Übermacht steigern können. Auch versteht man leicht, wie jeglicher Pressebericht über selbst den geringsten Hoffnungsschimmer durch ein ›neues‹ Medikament zu fast hysterischen Forderungen nach Informationen und dem Einsatz dieses Medikamentes führen kann.

Wenn jemand seine Diagnose erfährt oder einen positiven Antikörperbefund erhält, entsteht auch einige Unsicherheit darüber, wie die Umwelt des Patienten auf seine ›neue‹ Situation durch das HIV reagieren wird. Viele Leute haben berichtet, daß sie die Reaktionen anderer genauso fürchteten, wie die möglichen Konsequenzen ihrer Infektion oder Krankheit – diese Furcht kann genauso viel Unbehagen und Verzweiflung hervorrufen wie die Infektion selbst, besonders wenn man weiß, daß der Arbeitgeber/die Kollegen/die Freunde/der oder die Geliebte eine negative Einstellung zu AIDS und HIV einnehmen.

Die Unsicherheit, die der Patient fühlt, empfinden auch seine Angehörigen und das Pflegepersonal, das sich um ihn kümmert. Viele Untersuchungen über Menschen, die chronisch Kranke betreuen, haben gezeigt, daß diese sogar häufiger unter schwereren Depressionen und Ängsten leiden als die Betroffenen selbst. Der Grund dafür ist der, daß auch sie unter der Krankheit leiden, obwohl sie sie nicht selber haben. Dabei machen sie, wenn sie versuchen, mit der Krankheit fertig zu werden, die gleichen persönlichen Krisen durch und haben vielleicht sogar zusätzlich noch die Sorge, daß sie selbst angesteckt werden könnten. Auch haben Menschen mit chronischer HIV-Infektion, aber nicht mit AIDS viel größere psychische Probleme, wie amerikanische Studien überzeugend zeigen konnten, als solche, die tatsächlich schon an AIDS erkrankt sind. Der Grund dafür ist der höhere Grad an Unsicherheit darüber, wie die Zukunft aussehen wird.

Ärzte und medizinisches Personal leiden auch unter der Ungewißheit ihrer Patienten. Sie versuchen mehr oder weniger hoffnungslos, die Patienten davon zu überzeugen, daß es ihnen gut gehen werde und daß man ein Heilmittel finden werde, und dabei werden sie genauso frustriert, wenn bestimmte Behandlungsmethoden nicht anschlagen oder wenn Rückfälle auftreten. Erschöpfungszustände bei Pflegepersonal, das sich um HIV-Patienten kümmert, sind oft ebensosehr auf die mit der Arbeit verbundene Frustration, den Streß und die Hoffnungslosigkeit zurückzuführen, wie auf die schwere körperliche Arbeit und die relativ schwierigen Arbeitsbedingungen, unter denen viele Pfleger und Ärzte arbeiten müssen. Eine neuere Untersuchung über Ärzte an der Westküste der USA, die sich mit AIDS beschäftigen, hat ein hohes Maß an Depressionen, Angst, Erschöpfung und Sorge um die eigene Gesundheit bei diesen gezeigt. Dies war besonders dann der Fall, wenn die betreffenden Ärzte mehr als 40% ihrer Arbeitszeit auf Patienten mit AIDS verwendeten (die meisten beschäftigten sich die ganze Zeit mit HIV-Krankheiten).

Die Unsicherheit bekämpfen

Im amerikanischen Fernsehen gibt es einen hervorragenden Werbespot, der besagt: ›Bekämpfen Sie die Angst vor AIDS mit Tatsachen‹. Dasselbe könnte man auch über die Bekämpfung der Unsicherheit sagen. Zwar können beim gegenwärtigen Stand des medizinischen Wissens nicht alle Ihre Fragen vollständig beantwortet werden, aber einige wichtige Fragen schon. Versehen Sie sich mit so vielen Informationen, wie Sie verarbeiten können. Sie haben ein Recht darauf, zu wissen, wie Ihre Zukunft in bezug auf mögliche Behandlungsmethoden aussieht; finden Sie es also heraus. Dies gilt sowohl für Betroffene als auch für ihre Angehörigen. Sie wollen wissen, wie andere Leute mit HIV oder AIDS fertiggeworden sind? Bitte – es gibt genug Auswahl! Gehen Sie zu AIDS-Beratungsstellen und zu Selbsthilfegruppen –, dort können Sie Leute treffen, die gelernt haben, unter ihren Voraussetzungen zu leben, und die Sie vielleicht beraten können, wie Sie emotional, finanziell usw. mit Ihrer Lage fertigwerden.

Es ist auch wichtig und notwendig, die Kommunikation innerhalb einer Beziehung nicht einschlafen zu lassen. Manche Paare hören einfach auf, über AIDS oder HIV zu sprechen, weil sie meinen, daß das Thema erschöpfend behandelt sei, oder weil sie befürchten, daß sie den anderen aufregen, oder weil sie vielleicht nicht immer auf dem Thema herumreiten wollen. Aber trotzdem möchten vielleicht manche Leute mit ihrem Partner noch weiter darüber sprechen, weil es ihnen Zuversicht gibt, auch wenn sich manches dabei wiederholt. Denken Sie daran: Unsicherheit höhlt das Selbstvertrauen aus (wie so viele andere psychische Probleme, die aus der HIV-Infektion und -Krankheit entsehen). Vertrauen ist ein entscheidendes Element für die Bewältigung Ihrer Situation – dies schließt auch Vertrauen in Ihren (Ehe-)Partner, in Freunde und Familie mit ein. Wenn man regelmäßig miteinander spricht, ist das ein Weg, Vertrauen zu zeigen und zu geben (sobald man einmal die Probleme unter Kontrolle hat).

Die klinischen Folgen der Unsicherheit – Depressionen, Angstzustände usw. – und die Möglichkeiten, damit fertig zu werden, werden noch besprochen. Bei all diesen Problemen müssen Sie immer daran denken, daß Sie auch nur ein Mensch sind – Sie können nicht alles auf einmal bewältigen. Schaffen Sie sich deshalb ein ›Geschichtsbewußtsein‹: Benützen Sie alle ihre Erfahrungen aus Vergangenheit und Gegenwart, um für die Zukunft die Unsicherheit auf ein Minimum zu reduzieren

Angst und Streß*)

Angst und Streß sind für Leute mit HIV-Infektion und/oder AIDS unvermeidbar. Die Streßsituationen, denen man ausgesetzt ist, wenn man

*) Das englische Wort ›*stress*‹ wird im Deutschen gewöhnlich mit ›Druck‹ oder ›Belastung‹ übersetzt. Diese Übersetzung wird der schillernden Bedeutung von stress jedoch nicht immer gerecht. Auch der im Deutschen gebräuchliche Ausdruck ›*Streß*‹ trifft nicht voll und ganz den Kern von *stress*. Dieser ist so zu sehen, daß *stress* nicht so sehr den Druck und die Belastung von außen meint, sondern mehr die subjektive Wahrnehmung, wie das jeweilige Individuum eine Belastung oder einen Druck von außen empfindet und damit umgeht. Gemeint ist also weniger der aktive Druck von außen, sondern eher die individuelle, passive Belastung, die dieser Druck von außen auf das Individuum auslöst. In Ermangelung eines deutschen Wortes für *stress* ist hier der Begriff *Streß* in der englischen, von der deutschen abweichenden Bedeutung zu verstehen. (MB)

sich in einer lebensbedrohlichen Situation befindet, sind zahlreich und oft sehr komplex. Sie müssen nicht ausschließlich aus der Sorge um die Gesundheit kommen: Manchmal tragen auch andere Leute durch ihre Reaktionen dazu bei. Wir haben z.B. gesehen, wie sehr Furcht und Ablehnung die praktischen, körperlichen und emotionalen Belastungen HIV-positiver Menschen verstärken können. HIV-infizierte Menschen, die man über ihre Sorgen befragt hat, stellten die folgende Liste auf:

- Das Infektionsrisiko, das sie für andere darstellen und das andere für sie darstellen
- Gesellschaftliche, berufliche, häusliche und sexuelle Feindseligkeiten und Ablehnung
- Mit Schmerzen aufgegeben und verlassen zu werden
- Die Unfähigkeit, die eigenen Verhältnisse zu ändern
- Wie man in Zukunft für eine möglichst gute Gesundheit sorgen kann
- Das drohende Auftreten von wiederkehrenden oder neuen Infektionen
- Die Fähigkeit des Geliebten/des Partners/der Familie/der Freunde, den Problemen gewachsen zu sein
- Die Folgen der Infektion/Krankheit in der nahen und fernen Zukunft
- Die Verfügbarkeit von angemessener medizinischer und/oder zahnärztlicher Behandlung
- Als homosexuell oder drogenabhängig bloßgestellt zu werden
- Der mögliche Verlust der Privatsphäre
- Die zukünftige soziale und sexuelle (Un)Erwünschtheit
- Eine verminderte Fähigkeit, in der Zukunft zu bestehen
- Der Verlust der physischen und finanziellen Unabhängigkeit

Bei so vielen Sorgen, die sich aus dem Zusammenhang mit der Diagnosestellung oder dem positiven Antikörperbefund ergeben, verwundert es nicht, daß es manchmal zu erdrückenden physischen und psychischen Reaktionen kommt. Diese Angstreaktionen können dann noch zusätzlich den falschen Anschein erwecken, als ginge es dem Betroffenen jetzt plötzlich aufgrund seiner Infektion physisch viel schlechter, obwohl es eigentlich die Angst ist, die die Ursache der Komplikationen ist. Daher ist es sinnvoll, zuerst die Symptome, die häufig bei akuter Angst auftreten, zu betrachten.

Angstsymptome

Bei Angstzuständen ist das normale Verhalten gestört. Es können dabei einzelne oder mehrere der im Folgenden dargestellten Symptome auftreten:

Unruhe und Nervosität: Man fühlt sich verkrampft, reizbar und ruhelos.

Starke Besorgnis: Sie bezieht sich manchmal auf konkrete Ereignisse oder Probleme, und manchmal sind es mehr verschwommene, rasch wechselnde Ängste, die nur schwer konkret zu benennen sind.

Körperliche Symptome

- Muskelverspannungen, die Schmerzen in Brust, Hals und Rücken sowie Kopfschmerzen, Zittern und Bauchschmerzen verursachen.
- Veränderung der Blasen- und Darmtätigkeit, mit Verstopfung oder Durchfällen.
- Übelkeit und auch Erbrechen, Verdauungsstörungen, manchmal auch geringer Gewichtsverlust.
- Schweißausbrüche.
- Herzklopfen.
- Schwindel, Leere im Kopf und evtl. Prickeln in Händen und Füßen.
- Sehstörungen.
- Überempfindlichkeit auf Geräusche, Temperatur, Berührung und helles Licht.
- Erröten, Hautunreinheiten und/oder Ausschläge.
- Atemlosigkeit und Luftnot.
- Trockener Mund.

Schlafstörungen: Einschlafschwierigkeiten, frühes Aufwachen und unruhiger Schlaf (vielleicht mit Alpträumen).

Physische Müdigkeit: Geringere Ausdauer, häufige Abgeschlagenheit, lange Phasen der Antriebslosigkeit.

Kognitive Schwierigkeiten: Konzentrations- und Gedächtnisschwäche, Schwierigkeiten bei der Informationsaufnahme; Verwirrung und leichte Ablenkbarkeit, selbst bei scheinbar einfachen Aufgaben.

Stimmungsschwankungen: Plötzliche Stimmungsänderungen von einem Extrem ins andere – z. B. vom Lachen zum Weinen. Manche Leute werden reizbar, unkommunikativ und schwierig, schnippisch und besonders fordernd ihren Partnern gegenüber.

Verlust des Sexualtriebes: Zeitweiliger Verlust der sexuellen Lust oder Funktionsfähigkeit.

Panikanfälle

Je länger jemand stärkere Angstzustände als normal erträgt, desto häufiger treten Symptome auf, die auch an Schwere noch zunehmen können; dabei werden die Arbeit im Beruf oder zu Hause und gesellschaftliche Verpflichtungen schwerer zu bewältigen, und man braucht länger, um das Pensum zu erfüllen. In manchen Fällen, in denen die Angst chronisch geworden ist (d.h., daß große Angst über einen längeren Zeitraum hinweg bestehen bleibt), kommen Episoden akuter Angst plötzlich als niederdrükkende ›Wellen‹ über einen, wobei die erwähnten physischen Symptome extrem stark werden, begleitet von Besorgnis und Panik darüber, was mit einem geschieht, (›Ich werde verrückt‹; ›Ich verliere das Bewußtsein und habe einen Herzschlag und sterbe!‹). Solche Phasen nennt man Panikanfälle; da sie physisch ausgesprochen anstrengend sein können, ist der Betroffene hinterher seelisch, geistig und körperlich völlig erschöpft. Panikanfälle können zwischen ein paar Minuten und mehreren Stunden dauern. Obwohl sie sehr qualvoll zu erleben sind, führen sie nicht zu schweren gesundheitlichen Schäden. Weil sie aber so grauenvoll sind, kann der /die Betroffene sich so sehr vor ihrem erneuten Auftreten fürchten, daß er oder sie Situationen vermeidet, in denen solche Anfälle auftreten; typischerweise sind es meist Situationen außerhalb des eigenen Hauses oder des Krankenhauses. So werden manche Leute allmählich ans Haus oder sogar ans Bett gebunden.

Man soll dabei aber nicht vergessen, daß für viele Menschen, die erst seit kurzem wissen, daß sie HIV-positiv sind, Angst nichts Neues ist. Viele Leute leiden – vielleicht sogar schon von klein auf – an ständigen Angstzuständen und Zwängen. Sie reagieren gewöhnlich auf Drucksituationen so, als seien es kleinere Katastrophen, und konzentrieren sich auf ein oder zwei physische Symptome (wie etwa Herzklopfen, Schweißausbrüche oder leichten Durchfall), als seien diese typisch für den konstanten ›Zustand ihrer Nerven‹. Auf jeden Fall kommt es selten vor, daß Leute über alle diese Symptome gleichzeitig klagen. Dabei kommt es nicht so selten vor, daß man noch besorgter wird, wenn körperliche Symptome (z.B. extremes Zittern) oder kognitive Symptome, wie Gedächtnis- und Konzentrationsschwächen beginnen, bei der Arbeit zu beeinträchtigen.

Das Spektrum der Symptome, die bei großer Angst auftreten, ist im furchtgeladenen Zusammenhang mit der HIV-Infektion besonders wichtig zu kennen wegen der Ähnlichkeit mit Symptomen der HIV-Krankheit, wie z.B. Durchfall, Übelkeit, Schweißausbrüche, Gewichtsverlust, Müdigkeit und Hautausschläge. So ist es nicht überraschend, daß sowohl viele Leute, die irrtümlicherweise der Meinung sind, sie seien infiziert, als auch solche, die wirklich HIV-positiv sind, solche Symptome dahingehend interpretieren, daß es mit ihrer Gesundheit bergab gehe: Sie sehen ihre größten Befürchtungen – nämlich, daß sie sich allmählich dem Endstadium nähern – ›bestätigt‹. Dabei werden die Angstsymptome oft noch schlimmer – und ›bestätigen‹ wiederum die früheren Befürchtungen. Dieser Kreislauf wird manchmal als ›Pseudo-AIDS‹ bezeichnet. Er tritt am häufigsten bei den ›besorgten Gesunden‹ auf und hat in manchen Fällen zu selbstmörderischer Verzweiflung geführt. Es ist daher sehr wichtig, daß man die Symptome und den Verlauf von Angstzuständen gut versteht, damit man nicht Gefahr läuft, ein verständliches und – zu einem gewissen Grad – zu erwartendes Spektrum von physischen Symptomen und Reaktionen im Verhalten falsch zu deuten.

Anhaltende Angstzustände

Das Fortschreiten der Angstzustände kann als Entwicklung einer Verhaltensweise gesehen werden, wobei diese durch ein traumatisches Geschehen – wie z. B. die Diagnose AIDS zu haben – ausgelöst wird und dann die oben beschriebenen Symptome, hervorgerufen werden. Sie wird aufrechterhalten durch Zwiegespräche, die man mit sich selber über diese Geschehnisse und die aufgetretenen Symptome führt. Bei einem Menschen z. B., der über die HIV-Epidemie und die möglichen Ansteckungsrisiken Bescheid weiß, kann es so beginnen, daß er denkt ›Ich bin sicher, daß ich mich angesteckt habe. Wie soll ich nur damit fertig werden?‹ Das Auftreten einer Lymphadenopathie und ein positiver Antikörperbefund führen in unserem erfundenen Beispiel zu weiteren Gedanken, die die Zuversicht erschüttern (›Oh Gott! Es geht mir immer schlechter. Das war's dann. Ich sterbe bald‹), und die zermürbenden Angstsymptome werden immer schlimmer. Im Geist tauchen Bilder von Freunden mit HIV-Erkrankungen oder sogar Bilder von AIDS-Kranken aus Zeitungen und aus dem Fernsehen auf; diese Bilder werden zum ›Standard‹, an dem unser erdachter Patient sein eigenes Schicksal mißt. Diese Vorstellungen lösen neue Phasen von noch intensiveren Angstsymptomen aus. Erinnerungen daran, wie er unfähig war, mit gesundheitlichem Zerfall und Todesfällen in der Familie oder bei engen Freunden fertig zu werden, belegen seine Zweifel an seiner Fähigkeit, der Situation jetzt gewachsen zu sein. Kurz und gut – er ist überzeugt, daß seine momentane Infektion letztlich nun ihren Verlauf nehmen wird und daß er nicht in der Lage sein wird, mit ihr zu leben. Er ›hat sich damit abgefunden‹. Diese Haltung gegenüber seiner Gegenwart und Zukunft dominiert seine Reaktion auf die Krankheit – und die somatischen (physischen) Auswirkungen auf seine Ängste verschlimmern sich und verstärken wiederum seine Angst um seine Gesundheit.

Dieser Ablauf trat bei vielen Patienten auf, die meine Kollegen und ich in den letzten drei oder vier Jahren behandelt haben. Ein Aspekt, der hierbei selten berücksichtigt wird, ist der, daß solche Reaktionen vollkommen *normal* sind. Wer würde unter diesen Umständen keine Angstzustände bekommen? Man kann sogar sagen, daß heutzutage ein gewisses Maß an Angst oder Streß sogar wünschenswert ist – es hilft uns, während vorübergehenden Widrigkeiten aktiv zu bleiben. In solchen Fällen wirken sich übertriebenes Diagnostizieren oder Verschreiben von Medikamenten ungünstig aus, da es einer befürchteten Reaktion auf eine Unpäßlichkeit, die an und für sich ganz normal und leicht erklärbar ist, eine konkrete Form gibt. Aber hierbei handelt es sich natürlich um sehr hartnäckige Ängste, die sich ausgesprochen negativ auswirken.

Unnachgiebige Ängste führen zu einem verstärkten und unerwünschten Streßzustand. Viele Wissenschaftler haben gezeigt, daß chronischer Streß gesundheitsschädlich ist und das Immunsystem schwächt. Untersuchungen über Witwer im mittleren Lebensalter kamen zu dem Ergebnis, daß solche Männer im ersten Jahr nach dem Verlust ihrer Frau öfter an Krankheiten leiden und daß bei ihnen sogar eine höhere Sterblichkeitsrate besteht als bei gleichaltrigen Männern, die nicht auf die gleiche Art leiden (es scheint, daß Menschen wirklich an gebrochenem Herzen sterben können). Auch in Tierversuchen hat sich gezeigt, daß ein hohes Maß an Dauerstreß häufiger zu Krebs und zum Fortschreiten eines bestehenden Krebsleidens führt. Nach meinen eigenen Beobachtungen im Zusammenhang mit der HIV-Infektion bei Hunderten von Patienten spielen psychische Faktoren wie die Anfälligkeit für Streß und Angst und die Fähigkeit, damit zurechtzukommen, eine wichtige Rolle dabei, in welcher Weise der Körper auf die Infektion reagiert und mit welcher Wahrscheinlichkeit man AIDS entwickelt. Diese Ansicht wird von vielen wissenschaftlichen Untersuchungen, die z. Zt. in den USA durchgeführt werden, gestützt. Auch in anderen Ländern wird dieses Phänomen derzeit untersucht. Ähnliche Ergebnisse zeigen sich auch bei Untersuchungen über Patienten mit anderen chronischen Krankheiten wie etwa mit Krebs.

Mit Angst und Streß fertig werden

Die Hauptfrage ist nun die: ›Was kann ich tun, um meinen Streß und meine Ängste zu überwinden?‹ Diese Frage kann in zwei Schritten beantwortet werden. Der erste Schritt besteht darin, daß man erkennt, überhaupt ein Problem mit der Angst zu haben, daß man dieses nicht einfach wegwünschen kann und daß das Erkennen allein nicht genügt, das

Problem zu lösen. Die Angewohnheit, leicht mit Streß und Angst zu reagieren, ist schwer zu brechen. Viele Ärzte, die auf dem Gebiet von AIDS und HIV-Infektion arbeiten, haben dies schon für sich selbst feststellen müssen. Eine neuere Untersuchung zeigte, daß bei medizinischem Personal gehäuft Depressionen, Streß und Angst als Folge ihrer Arbeit auftreten, besonders dann, wenn diese Menschen selbst einer HIV-Risikogruppe angehören. Ein interessanter Aspekt dieser Studie ist auch der, daß der vermehrte Streß nicht von der Anzahl der Jahre abhängt, die man schon auf diesem Gebiet tätig war, sondern davon, mit welcher Intensität oder Konzentration man daran arbeitet. Die Bedeutung dieser Erkenntnisse für Patienten wird noch besprochen.

Selbstvertrauen

Ein Grund dafür, warum das Erkennen des Problems nicht automatisch zu einer Besserung führt, liegt vielleicht in dem Effekt begründet, den chronische Angst auf das Selbstvertrauen hat. Menschen, die wissen, daß sie für die HIV-Krankheit anfällig sind, sind gewöhnlich sehr vorsichtig, wenn sie mit der ›großen, bösen‹ Welt in Kontakt kommen. Das ständige oder auch nur sporadische Vorhandensein von Symptomen, verbunden mit Angst oder Besorgnis, macht sie nur noch vorsichtiger. Das Vertrauen in ihre Fähigkeit, zu arbeiten, ohne Furcht z.B. Ferien, Partys, Kinoabende oder auch nur Treffen mit guten Freunden vorauszuplanen, sinkt auf einen sehr niedrigen Stand ab. Es kann auch die Furcht im Vordergrund stehen, daß sie, wenn sie ihre gewohnten »Vier Wände« verlassen, einen ›Anfall‹ bekommen oder eine ›Szene machen‹ werden, weil sie wieder einen Panikanfall haben. Dieser allgemeine Mangel an Vertrauen in die eigene Fähigkeit, mit den Angstsymptomen fertig zu werden, wird manchmal charakteristisch für das gesamte Bild, das man von sich selbst hat, so als ob der zupackende lebenserfahrene Erwachsene, der man früher war, nie existiert hätte!

Dieses Problem verschlimmert sich oft noch, wenn man versucht, durch andere Mittel – häufig Alkohol oder Drogen – die Symptome zu verstecken oder falschen Mut zu gewinnen. Manche Leute fangen an zu trinken, damit sie nachts trotz ihrer Angst schlafen können, andere, weil sie Entspannung und Erholung im Alkohol zu finden hoffen. Das schlechte daran ist jedoch, daß Alkohol, Drogen und/oder Medikamente, ob sie nun verschrieben wurden oder zum Vergnügen genommen werden, die Sache auf Dauer nur noch schlimmer machen, weil das Problem der Angst, das dahintersteckt, dadurch nicht gelöst wird. Statt dessen hat die angstbeladene Person zusätzlich zu ihrer verständlichen und begründeten Angst noch ein paar Probleme mehr – zusätzlich zur Infektion.

Ein weiterer Grund, warum man sehen muß, daß Angst und Streß Eigenschaften sind, gegen die man nur schwer angehen kann, liegt am physiologischen Mechanismus von Streß selbst. Angstzustände und besonders Panikanfälle beeinflussen alle wichtigen Organe, die durch das autonome Nervensystem gesteuert werden, wie Muskeln, Herz, Lunge, Blase, Magen-Darm-Trakt und Schweißdrüsen. Wenn nun eine unmittelbare Gefahr eintritt oder dem Gehirn gemeldet wird (z. B. weil man Ihnen sagt, daß Sie AIDS haben), wird Adrenalin freigesetzt, woraufhin diese Organe schneller arbeiten und der Körper in ›Kampf- oder Fluchtbereitschaft‹ versetzt wird. Dies ist eine sehr primitive, aber kraftvolle Reaktion, die, wenn sie einmal erst auftrat, wahrscheinlich in einer ähnlichen Situation wieder auftreten wird (z. B. wenn einem die Zeit, in der man die Diagnose erfuhr, in Erinnerung kommt, oder wenn man überlegt, was diese Diagnose alles bedeuten kann). Technisch gesprochen könnte man das alltägliche Maß an Bereitschaft uns mit Streß auseinanderzusetzen als einen basalen Erregungszustand betrachten. Wenn man viel Streß bewältigen muß oder wenn die gleiche Belastung immer wieder auftritt, wird dieser Basalzustand langsam auf ein höheres Niveau gehoben. Menschen, die unter chronischem Streß oder chronischer Angst leiden, befinden sich ständig in einem wesentlich höheren Erregungszustand als Menschen, die eher gelassen sind, und die Intensität dieser vermehrten Streßeinwirkung und ihre Dauer führen oft zu einem häufigeren Auftreten von Krankheit und Krebs bei den Betroffenen. Das Problem dieses chronisch erhöhten Erregungszustands ist, daß der Körper sich daran gewöhnt, auf einem höheren Energieniveau zu arbeiten. Der Organismus benötigt lange Zeit, um auf diesem Niveau arbeiten zu können, und leider dauert es genauso lange, bis der Körper wieder ›lernt‹, auf einem niedrigeren, eher normalen Niveau zu funktionieren. Damit der Körper lernt, sich wieder zu ›beruhigen‹, müssen zuerst andere Faktoren auf seine Funktionen einwirken: Das sind in erster Linie die Art und Weise, wie der Mensch über seine eigene Lage denkt, und die Art, wie er sich in seiner Umwelt verhält.

Der zweite Schritt in der Beantwortung der Frage ›Was kann ich tun, um meinen Streß und meine Ängste zu bekämpfen?‹, besteht in der Erkenntnis, daß es unrealistisch ist zu denken, daß man mit AIDS und der HIV-Infektion leben kann, ohne daß Phasen von beträchtlicher Angst, Streß und Druck auftreten. Natürlich wird es immer wieder Zeiten geben, in denen man Streß nicht vermeiden kann, in denen die Ängste erdrückend sind und man glaubt, den Druck, den sie erzeugen, nicht mehr aushalten zu können. Und weil man Streß und Angst oft nicht vermeiden kann, sollte man ihnen statt dessen ›ins Gesicht sehen‹: Die beste (und realistischste) Reaktion ist, *zu lernen, wie man mit dem Streß und den Situationen, die ihn hervorrufen, umgehen kann.*

Wenn man lernen will, wie man mit dem Streß und der Angst, die die Ursache für lange Streßphasen ist, wirksam umgeht, kann es hilfreich sein, die folgenden Schritte zu erlernen:

Den Ängsten Luft machen

Bei vielen Leuten verschlimmert sich der Streß noch zusätzlich dadurch, daß sie sich mit ihren Sorgen und Ängsten ›abkapseln‹. Das funktioniert zwar eine Weile, aber wenn man keine oder wenig Gelegenheit hat, seinen Sorgen auch einmal in Gesprächen mit guten Freunden Luft zu machen, gewöhnt man sich allmählich daran, seine Depression lächelnd und seine schreckliche Angst vergnügt zu kaschieren. Viele Patienten haben berichtet, daß sie schon den Versuch als erschöpfend empfanden, so zu tun, als würden sie die Situation schon meistern (oder sogar, als ob alles in bester Ordnung sei), während sie innerlich gefährlich flattern. Es gibt kaum ein wirksameres Mittel, sich in schreckliche Einsamkeit und noch deprimierendere Verzweiflung hineinzumanövrieren.

Viele Leute machen sich vielleicht Sorgen, daß sie gänzlich zusammenbrechen, wenn sie erst einmal beginnen, die Maske zu lüften und mit jemandem ihre Ängste zu besprechen – sie haben Angst, daß ihre Sorgen wie ein brodelnder schwarzer Lavafluß aus dem Berg ihrer Nöte hervorbrechen und sie für immer verschütten könnte. Dies ist jedoch kaum einmal der Fall. Eher ist es genau umgekehrt – wenn man den Dampf und die Lava nie abläßt, kommt es oft zu einem unvorhersehbaren Ausbruch mit großer Zerstörungskraft, der einen selbst und andere, die gerade zufällig im Weg stehen, mitreißt.

Schaffen Sie sich also Zeit für ein ausführliches Gespräch mit einem guten, vertrauten Freund oder einer anderen Person Ihres Vertrauens (z.B. Arzt, AIDS-Berater) und legen Sie die Karten offen auf den Tisch! Besprechen Sie Ihre Sorgen, Ängste und Befürchtungen, ohne zu versuchen, diese zu erklären oder zu rechtfertigen – lassen Sie einfach alles heraus. Weinen Sie, wenn Sie wollen – es hilft oft. Die Hauptsache ist, Sie machen die Erfahrung, daß jemand Ihre Sorgen kennt, versteht und bereit ist, mit Ihnen Ihre Probleme zu ordnen. Als nächstes sollten Sie, wenn es Ihnen möglich ist, im Gespräch die besonderen Probleme herauszufinden versuchen, die in erster Linie die Ursache Ihrer Bekümmernis und ihres Grams sind.

Streßauslösende Situationen erkennen

Daß man über die Sorgen, die einem das Leben schwermachen, sprechen kann, hilft oft dabei, die Ursachen für den Streß, durch den das Problem aufrechterhalten wird, herauszufinden. Wenn man besondere Situationen erkennen will, ist es ausschlaggebend, daß man alle Dinge, die der Anlaß zu Sorgen sein könnten, mit einschließt. Machen Sie sich keine Gedanken darüber, daß manche Sachen dumm oder trivial klingen könnten – wenn sie Sie belasten, sind sie nicht trivial. Beispiele dafür können die Art und Weise sein, wie manche Leute mit Ihnen über Ihre Infektion oder Krankheit sprechen, die Sorge, wie ein Familienmitglied reagieren wird, wenn es erfährt, daß Sie homosexuell, drogenabhängig oder HIV-infiziert sind, die Nebenwirkungen (falls überhaupt welche auftreten) einer bestimmten Behandlungsmethode mit neuen Medikamenten, der Frust bei der Arbeit, bestimmte physische von Angst verursachte Symptome, Nachlassen von sexueller Potenz und Lust, finanzielle Schwierigkeiten, Wohnprobleme usw. Sobald Sie sich Ihre Sorgen einmal bewußt gemacht und vielleicht sogar aufgeschrieben haben, wird es Ihnen leichter, damit umzugehen, und Sie können den nächsten Schritt in Angriff nehmen. Für die Sorgen, die sich direkt auf Ihre medizinische Situation beziehen, werden Sie dann mit Fragen bewaffnet sein, die Sie Ihrem Arzt beim nächsten Besuch stellen können – machen Sie sich nichts daraus, wenn Sie diese Fragen schon öfters gestellt haben; es wird auch Ihrem Arzt nichts ausmachen, persönliche medizinische Informationen mehrfach mit Ihnen durchzusprechen.

Finden Sie die Ursachen für den Streß

Es ist überraschend, wieviel Streß man hinnimmt, ohne daß man die Ursache kennt und etwas daran zu ändern versucht. Die Arbeit ist ein klassisches Beispiel hierfür. Viele Menschen in unserer Gruppe ›People with AIDS‹ waren überrascht darüber, wieviel Streß und Angst ihnen ihr Job gemacht hat, ohne daß es ihnen aufgefallen wäre. Erst als die Umstände ihrer Krankheit sie dazu gezwungen haben, die Ursachen für ihren Streß zu analysieren, haben sie gemerkt, daß eine ganze Menge davon auf die akzeptierte und nie in Frage gestellte Routine unerfreulicher täglicher Arbeit zurückzuführen war! Dasselbe gilt wahrscheinlich für einen Großteil der arbeitenden Bevölkerung. Aber abgesehen von den typischen, klischeehaften Bemerkungen, die wir alle über Montagmorgen und Freitagnachmittag machen, bemühen wir uns kaum, an unserer Arbeitssituation und dem durch Sie ausgelösten Streß etwas zu ändern.

Für Leute, die ihr Leben weniger sorgen- und streßreich führen wollen, ist es wichtig, daß sie eine kritische Haltung gegenüber ihrer täglichen Routine *und* gegenüber nicht alltäglichen Ereignissen, die auch ein Teil ihres Lebens sind, einnehmen. Das bedeutet, daß Sie Streßsituationen und ihre Ursachen erkennen müssen. Da die Ursachen nicht immer ganz klar auszumachen sind, ist es hilfreich, Streßelemente in einzelnen Lebensbereichen aufzuspüren, wie z. B. im

- Liebesleben
- häuslichen Leben
- Arbeitsleben
- Freizeit
- Gesundheit
- Familienleben

Sobald man die wichtigsten Gebiete einmal festgelegt hat (es können auch mehr sein als die oben genannten), kann man sie in weitere Beschäftigungen, Wünsche, Bedürfnisse und die jeweils mit ihnen verbundenen Menschen unterteilen. Manche Gebiete könnte man z.B. folgendermaßen gliedern:

Liebesleben: Flüchtige Sexpartner – mit Fremden; regelmäßiger Sex – mit dem Geliebten; bevorzuge Analverkehr – mit allen Partnern.

Familienleben: Besuche die Familie alle drei Monate – Mutter und Vater; rede nie über Homosexualität – Vater: Schwulenhasser; möchte vertrauter mit ihnen umgehen – fürchte ihre Reaktion auf Homosexualität; treffe Schwester regelmäßig – akzeptiert Situation.

Arbeitsleben: Viel Streß im Job – konkurrenzorientierte Kollegen; Arbeit anstrengend – lange Arbeitszeiten; intolerant in bezug auf Sexualität – Chef gegen Schwule; intolerant in bezug auf Krankheit – Kollegen hysterisch in bezug auf AIDS; Probleme, für medizinische Untersuchungen frei zu bekommen – Haltung des Chefs unbekannt.

Mit einer solchen Auflistung kann man mögliche Gründe für Streß und Besorgnis, die eine umfassende gesundheitsorientierte Anpassung schwierig machen, schnell herausfinden. In Bereichen wie der Gesundheit, in denen chronische Erschöpfung oder Antriebsschwäche als Streß im täglichen Ablauf identifiziert werden können, kann Ihnen Ihr Arzt oder ein AIDS-Berater Ursachen oder Gründe für die Symptome erklären. In vielen Fällen kann ein körperliches Symptom, das bekanntermaßen viel Streß provoziert, direkt auf chronische Unruhe oder Depression (siehe obige Liste von Symptomen) zurückzuführen sein. Sie können Ihre Liste von möglichen Gründen so allgemein oder so detailliert machen wie Sie wollen oder es hilfreich finden, solange Sie nicht zu weit gehen – zuviel Introvertiertheit oder psychologische Spekulation kann dazu führen, daß die Bemühungen unproduktiv werden! Am besten sollte man die Analyse auf einem möglichst zweckmäßigen Niveau durchführen.

Ziemlich häufige, wenn auch oft vergessene Ursachen für Streß und Besorgnis liegen darin, wie wir mit uns selber reden, wenn wir schwierigen Situationen gegenüberstehen oder sie gerade hinter uns gebracht haben. Denken Sie nur einmal an die Sprachgewohnheiten, die man im Laufe seines Lebens annimmt – die Phrasen und Manierismen, die wir in bestimmten Situationen benutzen, wie z. B. ›Oh nein!‹, ›Da haben wir's wieder!‹, ›Ich hab's dir ja gleich gesagt!‹ usw. Die gleichen Gewohnheiten nehmen wir an, wenn wir unser eigenes Verhalten und das von anderen bewerten und beurteilen. Viele Leute interpretieren ihre eigenen Reaktionen fast immer als den ›Beweis‹ ihrer Unwürdigkeit und Unfähigkeit, zuzupacken oder erfolgreich zu sein, selbst dann, wenn ihnen alles gelingt. Wir alle kennen den Perfektionisten oder selbstkritischen Menschen, der, wenn man ihn für etwas lobt, erwidert, daß er es noch besser hätte machen können oder daß jemand anders das Lob eigentlich eher verdient hätte. Im Zusammenhang mit AIDS und/oder der HIV-Infektion zeigen sich solche Tendenzen in Selbstgesprächen wie ›Ich bin selber schuld.‹, ›Es geschieht mir recht, daß ich krank bin.‹, ›Es hat ja mich treffen müssen.‹, ›Das zeigt wieder einmal, daß ich ein Versager bin.‹ Solche Selbstvorwürfe werden oft nicht so klar und direkt an uns gerichtet, sondern sie treten an die Oberfläche als ein Sammelsurium von Geboten oder moralischen Einschränkungen, die eine Selbstbeurteilung zum Inhalt haben, gewöhnlich eine negativ gegen uns selbst gerichtete. Oder mit den Worten eines amerikanischen Arztes gesprochen, der sagte: »Wir reden uns manchmal selbst in Grund und Boden.«

Um herauszufinden, ob negative Selbstgespräche die Ursache für persönlichen Streß sind, kann es helfen, wenn man ein paar Wochen lang ein knappes Tagebuch führt. Dieses Tagebuch sollte Datum und Uhrzeit von Tagen, an denen sich Vorfälle, die mit Streß in Verbindung stehen, ereignen, festhalten sowie die spezifische Situation, den Grad der Angst (in eine Skala unterteilt von 0 = vollkommen entspannt bis 10 = totale Panik) und die genauen Gedanken, die sich während und nach der Situation eingestellt haben. So ein Eintrag könnte z. B. wie in Tabelle 6 angelegt werden.

Tab. 3

Datum u. Zeit	Beschreibung der Situation	Angst (0–10)	Gedanken währenddessen	Gedanken danach

Alte Bewältigungsstile erkennen und mögliche neue Lösungen finden. Normalerweise verändert schon der Prozeß, die Ursachen für Streß und Angst, die wir im Laufe unseres Lebens gefühlt haben, zu erkennen, die Art und Weise, in der wir normalerweise versuchen, damit fertig zu werden. Häufig werden bei Angst *Vermeidungsstrategien* angewendet – d. h., wir versuchen, der Angst aus dem Weg zu gehen, oder wir tun einfach gar nichts. Dies führt dazu, daß in uns Unbehagen und Streß (und vielleicht ein Gefühl ständigen Versagens) entstehen. Besonders die selbstzerstörerische Angewohnheit, an Schwierigkeiten zu nagen, verschlimmert den Streß noch beträchtlich. Wenn Selbstgespräche einen in ständiger Frustration, Angst und Streß halten, muß man lernen, positive Gegenrede zu führen. Hierbei kann helfen, wenn man sich immer wieder sagt ›Ich bin etwas wert; ich bin ein guter Mensch‹ oder so ähnlich, womit man das automatisch ablaufende negative Denken untergraben kann. Es kann auch helfen, wenn Sie mit Ihrem Arzt, einem Psychologen oder Sozialarbeiter über dieses Thema sprechen – er oder sie kann Ihnen vielleicht noch besser helfen, Ihre negativen Selbstgespräche neu zu bewerten.

Bei anderen, konkreten Ursachen für Angst und Streß kann es praktischere Lösungen geben. Z. B. können manche Probleme dadurch gelöst werden, daß man seine Arbeitsabläufe, häusliche Planungen usw. ändert. Wenn man feststellen will, ob solche Veränderungen machbar sind, muß man abschätzen, welche Auswirkungen sie auf das Leben anderer haben. Es ist möglicherweise ungünstig, daß man z. B. ganz zu arbeiten aufhört, wenn der Partner deshalb länger arbeiten oder andere weitreichende Veränderungen treffen muß, wodurch das Leben dann zu schwierig oder unerträglich wird – dadurch könnte sich die Qualität Ihrer Beziehung verändern und wiederum eine neue Ursache für Streß geschaffen werden. Vergessen Sie nicht, daß Sie den Streß reduzieren und mit ihm fertig werden wollen: Den Streß ganz abschaffen zu können, ist ziemlich unrealistisch. Im allgemeinen können Bewältigungsstrategien sehr hilfreich sein, die man verfolgte, bevor die Angstattacken überhaupt auftraten, und die man aus Mangel an Selbstvertrauen wieder verworfen hat. Überprüfen Sie diese und verwenden Sie sie wieder, wenn es Ihnen zweckmäßig erscheint.

Machen Sie eine Liste Ihrer Vorzüge und Schwachpunkte

Ein Teil des Prozesses, Lösungen zu finden, liegt darin, daß man eine realistische Aufstellung darüber macht, welche Veränderungen durchführbar sind. Auf allen Gebieten kann es einschränkende Faktoren geben, durch die diese Veränderungen zunächst kleiner ausfallen als man es sich wünscht oder daß manche Veränderungen vielleicht auch gar nicht durchführbar sind. Die chronische Erschöpfung z. B., unter der manche Leute mit

PGL, ARC und AIDS leiden, macht es vielleicht schwierig, mehr Zeit mit Wasserskifahren zu verbringen! Andererseits eröffnen sich auch neue überraschende Möglichkeiten, wenn man sich eingehend damit beschäftigt, was man tun könnte. Mit geringen Veränderungen und ohne viele Probleme kann man sich vielleicht mit Dingen beschäftigen, die man schon immer tun wollte. Es lohnt sich, darüber nachzudenken! Sie können dabei feststellen, daß Ihnen Möglichkeiten offenstehen, die Ihnen vorher nie aufgefallen waren: Speziell neue Menschen, Orte und Geselligkeiten. Auch Ihr Partner, »Kumpel«, Familienmitglieder und/oder Freunde können Ihnen Dinge nahebringen, über die Sie vorher nie nachgedacht haben. Z. B. kann jemand, der erfahrener im Umgang mit medizinischen und anderen Informationen ist, für Sie bei bestimmten medizinischen oder sozialen Stellen anrufen.

Die beste Möglichkeit Plus- und Minuspunkte aus allen Bereichen Ihres Lebens festzulegen ist, die Problembereiche aufzuzeigen und ihnen Lösungen – über die Sie schon nachgedacht hatten – gegenüberzustellen. Auf diese Art werden Ihnen realistische Alternativen für Ihre Zukunft klarer.

Wenn Sie soweit sind, sollten Sie sich eine Prioritätenliste über Ihre geplanten Taten aufstellen. Sie beginnen also mit den Dingen, die Ihnen am dringlichsten sind, und heben sich die, die warten können, für später auf (es ist immer besser, einen Schritt nach dem anderen zu tun!). Wenn Sie Ihre Liste fertig haben, können Sie sich an die Arbeit machen – Ihr beschriebene Vorgehensweise zur Bekämpfung von Angst und Streß finden Sie in Abb. 3.

Entspannung und Streßreduzierung

Bis jetzt hat sich unsere Anleitung, wie man Streß und Angst verringern kann, hauptsächlich auf die Arten von Streß bezogen, die von außen kommen. Sicherlich können wir dadurch, daß wir die Art und Weise, wie wir mit Leuten und Ereignissen um uns herum umgehen, verändern, auch die Auswirkungen, die solche Dinge auf unseren physischen und psychischen Zustand haben, beeinflussen. Es ist aber trotzdem genauso wichtig, daß man sich mit Geschehnissen, die im Inneren ablaufen, auseinandersetzt. Ein Beispiel dafür ist die Diskussion, in der bereits die Bedeutung von Selbstgesprächen für das Fortbestehen einer angsterfüllten Betrachtungsweise der Dinge, die geschehen sind und die geschehen werden, dargestellt wurde. Die Art, wie Sie mit sich selbst umgehen, bestimmt zu einem großen Teil die Art, wie Sie auf andere wirken. Wenn Kollegen und Freunde den

Probleme	Hypothesen	mögl. Lösungen	Schwierigkeiten	Pluspunkte
(1) Kennt alle Partner aus Schwulenbars – schwierig, »Safer Sex« zu arrangieren	Depressionen wegen (3), (4)	Alternative gesellige Unternehmungen entwickeln: Squash-Klub, Arbeitskollegen	Einzige Quelle geselligen Lebens; vielen Leuten in Bars bekannt, die Sex erwarten	Lebensbejahend; gesellschaftlich gewandt; gesellig; mag Squash
(2) Wacht früh auf	Depressionen wegen (3), (4)	Antidepressiva; Beratung	Mag keine Medikamente	Wird Medikamente einnehmen wenn man es ihm rät; setzt Ratschläge in die Tat um
(3) Fühlt sich deprimiert	Depressionen wegen (2), (4)	Antidepressiva; Beratung	Wie oben	Wie oben
(4) Appetitmangel	Depressionen wegen (2), (3); direkte Auswirkungen der Krankheit	Antidepressiva; Beratung; Ermutigung zu appetitanregender Ernährung	Findet, daß es sich nicht lohnt, zu kochen	Früher am Kochen interessiert
(5) Kaum Freunde; kennt die meisten über Sex	Wie (1)	Wie (1)	Wie (1)	Wie (1)
(6) Möchte Eltern sagen, daß er schwul ist	Weiß nicht wie er es angehen soll; unsicher über Reaktion	Hilfe der Schwester in Anspruch nehmen; Rollenspiel, wie man Eltern angehen könnte, mit Berater	Vater redet oft abwertend über Homosexuelle	Schwester ist eingeweiht und könnte vermitteln

Abb. 3 Problemauflistung eines Patienten mit PGL

Eindruck haben, daß Sie sich selbst für unwichtig, wertlos und erfolglos halten, werden diese mit der Zeit auch so über Sie denken. Dies wird wiederum Ihre Selbsteinschätzung bestätigen, der Kreis schließt sich, und er ist nur sehr schwer wieder aufzubrechen. Diese Art von Problem läßt sich mit dem selbstverachtenden Satz einer englischen Schriftstellerin zusammenfassen, die von sich selbst sagte: ›*Einmal* ein fettes, pickelgesichtiges Kind – *immer* ein fettes, pickelgesichtiges Kind.‹

Es ist wichtig, daß man seine speziellen Stärken einsetzt und Gebrauch davon macht – und nicht seine Schwachpunkte. Egal wie schlecht Sie sich im Moment fühlen, es gibt keine allgemein gültige Gesetzmäßigkeit, nach der Sie sich immer so schlecht, verwirrt, unglücklich oder hilflos fühlen müssen. Es bleibt immer Raum für positive Veränderungen. Diese positiven Veränderungen müssen nicht nur die Zukunft betreffen, sondern auch Ihre Betrachtungsweise von Ereignissen in der Vergangenheit. Denken Sie daran, wie ängstliche und depressive Menschen oft von allen Dingen – ob schlecht oder gut – befürchten, daß sie zur Last werden. Auch gute Nachrichten werden als lästig empfunden, weil sie als Störung erscheinen. Menschen, die so denken, neigen dazu, alle angenehmen Dinge, die sie getan oder erfahren haben, abzublocken. Von vergangenen Liebesbeziehungen werden nur noch die negativen und nicht die positiven Seiten oder Erfahrungen, die sie gebracht haben, in Erinnerung behalten. Wenn Sie dazu neigen, so zu denken, sollten Sie Ihr Denken umstellen. Listen Sie all die Dinge auf, die Ihnen Befriedigung und Erfolgserlebnisse verschafft haben, die Ihre persönlichen Fähigkeiten und Stärken hervorgehoben und die Sie zum Lachen gebracht haben. Ihre Selbstgespräche sollten nicht ausschließlich negativ sein – schaffen Sie auch Raum für Positives.

Einige meiner Patienten haben ihre ›Erfolgsliste‹ ihren ›Ego-Verstärker‹ genannt. Sie tragen ihre Liste, die sie auf ein kleines Kärtchen geschrieben haben, immer mit sich herum. Wenn sie merken, daß sich die alten negativen Gedanken wieder einschleichen, ziehen sie ihre Karte heraus und erinnern sich an Zeiten, in denen die Dinge klappten. Manche Leute finden es auch hilfreich, wenn sie solche Kärtchen mit einfachen positiven, persönlichen Nachrichten darauf mit sich führen, wie etwa:

›Ich bin ein guter Mensch.‹
›Ich bin ein wunderbarer Mensch.‹
›Ich werde mit dieser Situation fertig.‹
›Ich weiß, daß ich es schaffen werde.‹
›Es ist mein Leben, nicht das eines anderen.‹
›Ich liebe mich.‹

Solche Botschaften zu wiederholen kann einem ungewohnt und am Anfang vielleicht sogar peinlich vorkommen, aber sie können Ihnen gut helfen zu erkennen, daß Ihr Leben genauso wertvoll, lebenswert und bedeutsam ist wie das jedes anderen Menschen. Alles, was Ihnen hilft, mit sich selbst besser zurechtzukommen und Ihre Lebensumstände wieder in den Griff zu bekommen, muß angepackt werden.

Eine ähnliche Idee, die Ihnen helfen kann, über bange Momente hinwegzukommen, ist die Verwendung von ›Flash-cards‹. Wie die anderen Kärtchen tragen Sie diese mit sich herum, damit Sie sie immer dabei haben, wenn Sie Unterstützung brauchen. Auf ihnen ist jedoch eine Liste von Ereignissen, Leuten, Melodien, Ferien usw., die Sie zum Lachen gebracht haben oder die Sie mit sehr glücklichen Zeiten und unvergeßlichen Erinnerungen verbinden. Sie dienen dazu, Sie aus Ihrem Trübsinn herauszureißen.

Eine weitere hilfreiche Unterstützung, starken Streß zu reduzieren und sich auch von den körperlichen Symptomen der chronischen Angst zu befreien, ist ein *Entspannungstraining*. In Übereinstimmung mit dem Thema der Bewältigung, das sich durch dieses Buch zieht, ist gerade auch Entspannungstraining besonders hilfreich, um Selbstkontrolle über Angstsymptome – wenn sie auftreten und um ihnen vorzubeugen – zu erlangen. Der Grund dafür ist der, daß Sie physisch um so weniger zu Panikattacken oder akutem Streß neigen, je besser Sie eine körperliche Entspannungstechnik eingeübt haben. Entspannung hilft Ihnen, Ihren allgemeinen Streß- und Spannungspegel herabzusetzen und Sie widerstandsfähiger gegen künftigen Streß zu machen – aber dies funktioniert nur, wenn Sie die Technik regelmäßig ausüben.

Es ist dabei nicht so wichtig, welche Technik Sie anwenden, obwohl Hunderte von Menschen fanden, daß die auf S. 108 dargestellte Technik sehr hilfreich (und angenehm) war.

Wenn es die Umstände erfordern, daß muskuläre Spannung und muskuläre Entspannung vermieden werden sollen, kann sich eine Meditationstechnik wie die unten beschriebene ohne die 2. Übung anbieten. Auch hier ist es wieder wichtig, daß man die Entspannungsübungen, egal ob körperlich oder geistiger Art, täglich durchführt. Ihr Streß ist zur Gewohnheit geworden – also kann man ihm nur effektiv entgegenwirken, wenn man eine entsprechende Gegengewohnheit entwickelt.

Anleitung für vollkommene Entspannung

Wenn Sie bereit sind anzufangen, sollten Sie einen ruhigen Raum wählen und sich mindestens dreißig Minuten ununterbrochene Entspannung gönnen. Setzen Sie sich in einen bequemen Sessel mit Kopfstütze oder legen Sie sich auf dem Rücken auf ein Bett oder auf den Boden. Setzen oder legen Sie sich so hin, daß Arme und Beine ausgestreckt sind und alle Körperteile aufliegen. Sie sollten keine Muskeln anspannen müssen, um sich in dieser Lage zu halten. Lassen Sie sich von dem Sessel, dem Bett oder dem Boden tragen. Schließen Sie die Augen.

1. Übung:
Zuerst müssen Sie sich auf Ihr Atmen konzentrieren. Achten Sie mit geschlossenen Augen darauf, wie Ihr Atmen sich beruhigt und verlangsamt, bis es gleichmäßig und leicht ist. Dies ist Ihr *natürlicher Atemrhythmus*, der sich beschleunigt, wenn Sie Streß verspüren. Im natürlichen Atemrhythmus müssen Sie sich beim Atmen überhaupt nicht anstrengen – das Atmen geschieht von selbst. Wenn Sie sich auf Ihren natürlichen Atemrhythmus konzentrieren, hilft es Ihnen vielleicht, sich vorzustellen, wie sich Ihr Brustkorb hebt und senkt, während Sie einatmen ... und ausatmen ... und einatmen ... und ausatmen. Konzentrieren Sie sich drei Minuten lang ganz ruhig auf Ihren natürlichen Atemrhythmus.

2. Übung
Die nächste Übung dieser Entspannungsmethode bezieht Muskelspannung und -entspannung mit ein. Während Sie sich von Ihrem natürlichen Atemrhythmus leiten lassen, spannen Sie Muskelgruppen in Ihrem ganzen Körper an, und entspannen sie dann wieder. Dies tun Sie zweimal hintereinander mit jeder Muskelgruppe. Dabei ist es wichtig, daß Sie immer beim *Einatmen* eine Muskelgruppe *anspannen* und sie wieder *entspannen*, wenn Sie *ausatmen*. Beim Einatmen spannen sie also die Muskelgruppe zu ¾ an (d.h. ungefähr 75% davon, wie stark Sie sie überhaupt anspannen können), ohne daß es dabei zu Krämpfen oder Schmerzen kommt. Dann halten Sie die Spannung zwei Atemzüge lang an, und danach lassen Sie sie beim Ausatmen locker. Lassen Sie, während Sie ausatmen, plötzlich los, als wollten Sie die Spannung aus Ihrem Körper hinausschleudern. Wenn noch etwas Spannung vorhanden zu sein scheint, atmen Sie diese beim nächsten Ausatmen noch weg. Vergessen Sie nicht, *natürlich weiterzuatmen, während Sie*

die Spannung halten, und spannen Sie jeweils nur *eine bestimmte* Muskelgruppe an. Und noch ein Tip: sagen Sie sich beim Ausatmen, während Sie die Spannung loslassen, das Wort ›Entspannung‹ im Geist vor, so daß Sie das Entspannen mit der Zeit direkt mit dem Ausatmen und dem Wort ›Entspannung‹ verbinden. Achten Sie dabei einmal auf den Unterschied zwischen Spannung und Entspannung und wie weich, warm und schwer sich die entspannten Muskeln anfühlen, während Sie die Spannung wegatmen.

Es wird Ihnen nun eine Anzahl der wichtigsten Muskelgruppen, die entspannt werden müssen, vorgegeben. Machen Sie die Muskelgruppen in der angegebenen Reihenfolge durch, und spannen und entspannen Sie *jede zweimal*, bevor Sie zur nächsten übergehen.

Hände: Spannen Sie Ihre Hände an, indem Sie eine Faust machen und diese zusammendrücken. Entspannen. Wiederholen.
Unterarme: Beugen Sie die Hände an den Handgelenken, so daß die Finger senkrecht nach oben deuten. Entspannen. Wiederholen.
Bizeps: Versuchen Sie, Ihre Schultern mit den Fäusten der gleichen Seite zu berühren (rechte Faust an die rechte Schulter, linke Faust an die linke Schulter), und spannen Sie dabei den Bizeps (Oberarmbeuger) an. Entspannen. Wiederholen.
Schultern: Ziehen Sie die Schultern hoch, als wollten Sie damit die Ohren berühren. Entspannen. Wiederholen.
Stirn: Heben Sie die Augenbrauen so hoch wie Sie können. Entspannen. Wiederholen.
Gesicht: Kräuseln Sie die Nase und schließen Sie Ihre Augen ganz fest. Entspannen. Wiederholen.
Lippen: Pressen sie die Lippen fest aufeinander. Entspannen. Wiederholen.
Zunge: Drücken Sie Ihre Zunge gegen den Gaumen. Entspannen. Wiederholen.
Hals: Drücken Sie den Kopf gegen die Kopfstütze des Sessels oder gegen das Kissen. Entspannen. Wiederholen.
Brustkorb: Atmen Sie so tief ein, daß die Brustmuskeln gespannt werden. Halten Sie den Atem fünf Sekunden lang an, und lassen Sie dann die Spannung los. Warten Sie, bis sich Ihr Atem wieder normalisiert hat und wiederholen Sie erst dann.
Bauch: Spannen Sie Ihre Bauchmuskeln an, indem Sie den Bauch zur Wirbelsäule hin einziehen. Dann fünf Sekunden halten und danach entspannen. Warten Sie, bis sich Ihr Atem wieder normalisiert hat, und wiederholen Sie erst dann.

Rücken: Machen Sie ein Hohlkreuz. Entspannen. Wiederholen.
Oberschenkel: Heben Sie die Beine etwas an, und spannen Sie dabei die Oberschenkel an. Entspannen. Wiederholen.
Waden und Füße: Beugen Sie die Zehen nach oben, während Sie die Unterschenkelmuskeln anspannen. Entspannen. Wiederholen.

Achten Sie nach den Übungen – wenn die Spannung gewichen ist – auf Ihr Wohlbefinden, Ihr Wärme- und Schweregefühl in den einzelnen Muskelpartien im Gegensatz zum Beginn der Übung.

Sie werden fühlen, wie Ihr ganzer Körper schwer und entspannt in den Sessel oder auf das Bett sinkt. Bleiben Sie einfach dort liegen, während Ihr natürlicher Atemrhythmus mühelos weiterarbeitet.

3. Übung
Die dritte Übung zur vollkommenen Entspannung erfordert, daß man seine Gedanken vom Alltagsstreß ablenkt, während man trotzdem munter und wach bleibt. Anders ausgedrückt: Jetzt soll der Geist genauso entspannt werden wie der Körper. Am besten geht das, indem man sich, bevor man mit den Entspannungsübungen anfängt, eine Lieblingsvorstellung oder -erinnerung zurechtlegt, in die man sich während dieses letzten Stadiums vertiefen kann. Viele Leute finden die Vorstellung, an einem warmen, sonnigen Strand zu liegen, sehr entspannend. Wenn dies auch Ihre bevorzugte Vorstellung ist, sollten Sie alle Ihre Sinne einsetzen, um sich völlig in diese Stimmung versetzen zu können. Stellen Sie sich vor, sie könnten den Klang der Wellen hören, wie sie sanft gegen das Ufer plätschern, und das Schreien der Möwen, die über Sie hinwegfliegen; Sie spüren auch die warme Sonne auf Ihrer Haut, den sanften Seewind und Ihren Körper in dem warmen Sand. Sie sehen die Farben des Sandes und des blauen Meeres mit Lichtreflexen, die auf den Wellen spielen; die Wolken, die über den blauen Himmel ziehen, haben alle verschiedene Formen, die Luft riecht nach Meer, alles ist friedlich und ruhig, und Sie fühlen sich wohl, weil Sie alle Sorgen hinter sich gelassen haben, allein und zufrieden liegen Sie an *Ihrem* wundervollen Strand.

Andere entspannende Bilder sind z.B. eine Landschaft im Frühling, mit allem, was es dort zu sehen, hören, fühlen, riechen und empfinden gibt; ein Lieblingsessen; eine Ferienerinnerung, die Sie genügend interessiert und fesselt, um sich für einige Zeit damit abzugeben und zu vergnügen. Die Hauptsache ist, daß Sie die gewählten Bilder so weit wie möglich auskundschaften, daß Sie

Geräusche, Ausblicke, Formen, Temperaturen, Farben, Gerüche und Gefühle erleben. Denken Sie daran, daß Sie sich entspannen und genießen; lassen Sie alle Spannungen los, während Sie sich in Ihrem Bild ›treiben lassen‹.

Nachdem Sie diese Übungen durchgemacht haben, sollten Sie noch ein paar Minuten liegenbleiben, ohne sich viel zu bewegen; dann werden Sie sich langsam wieder der Geräusche im Raum und des Gewichts Ihres Körpers bewußt, und Sie stehen langsam, ohne ruckartige Bewegungen und ohne Eile auf.

Das Leben wieder in die Hand nehmen und genießen

Der wichtigste Schritt bei der Bewältigung von chronischer Angst ist vielleicht der, daß man sich entschließt, überhaupt etwas gegen sie zu tun. Wie bei den anderen Problemen, die das Leben mit AIDS und HIV mit sich bringt, ist auch hier der erste entscheidende Schritt der, daß man sich den Problemen stellt und sagt ›Dies ist mein Leben – ich muß es in die Hand nehmen‹. Es ist wichtig, daß man es zu schätzen weiß, Entscheidungen, selbst schwierige, weitreichende medizinische Entscheidungen (z.B. über bestimmte Behandlungsmethoden) selbst zu treffen, gerade auch dann, wenn es darum geht, die medizinische Führung in die Hände Ihres Arztes zu legen. Sie mögen zwar nicht viel Kontrolle über die Existenz eines tückischen Virus in Ihrem Körper haben, aber Sie haben immerhin die Möglichkeit, die volle Verantwortung für alles, was jetzt geschieht, selbst zu tragen. Ich habe in diesem Buch schon öfters darauf hingewiesen, daß der Wille, Verantwortung zu übernehmen, möglicherweise ein Hauptmerkmal dafür ist, an dem man die Überlebenden von den anderen und diejenigen, die ein effektives und freudvolles Leben führen, von denen, die unglücklich und elend sind, unterscheiden kann.

Jede Situation, in der man sich befindet, kann als eine Möglichkeit gesehen werden, Entscheidungen zu treffen und sich selbst zu zeigen, daß man alles unter Kontrolle hat. Ein guter Freund von mir, der immer entspannt und zufrieden mit sich erscheint, wurde einmal gefragt, wie er das mache. Er sagte, daß das Leben zu kurz sei, als daß man es für unerwünschte Probleme verschwenden sollte, und daß er immer, wenn er sich in einer unangenehmen Situation befindet, sich selbst die Frage stellt: ›Will ich wirklich hier sein?‹. Das darauffolgende ›Ja‹ oder ›Nein‹ war alles, was er braucht, die Entscheidung zu treffen, ob er bleiben oder gehen werde. Man könnte sich denken, daß er sich mit diesem Verhalten ziemlich unbeliebt mache, aber das ist nicht so, vielmehr verschaffte er sich auf diese Weise den Respekt und das Verständnis seiner Freunde und Angehörigen und machte aus sich den entspannten Menschen, den auch ich mag.

Viele Leute mit HIV-Infektion oder AIDS, die ich kenne, dachten am Anfang, daß ihre gesundheitliche Situation ab jetzt immer im Mittelpunkt ihres Lebens stehen müsse und alles andere sich nur noch darum drehen würde. Sie dachten, alles würde sich von nun an auf ihre HIV-Infektion beziehen, so daß kein Platz mehr bliebe für ›einfache‹ Vergnügungen (oder gar für ausgefallenere). Dies ist nun aber überhaupt nicht so. Es kann zwar zeitweise der Fall sein, wenn eine schwere Krankheit auftritt, aber ganz sicher nicht immer. Sie haben genug Spielraum, um sich zu amüsieren, obwohl Sie zugegebenermaßen vielleicht etwas umlernen müssen. Um das zu erleichtern, sollten Sie sich – zumindest in geringem Maße – ein geselliges Leben und für jeden Tag bewußt geplante kleine Vergnügungen erhalten. Die Gesellschaft anderer tut Ihnen gut. Zumindest sollte sie helfen, Sie von den Routinesorgen im Zusammenhang mit Ihrer Infektion und schwarzen Gedanken, über die am Anfang viele Leute klagen, abzulenken. Manchen Leuten hilft es auch, wenn sie sich einer Gruppe von Menschen mit denselben Problemen anschließen – sie sehen dann, daß sie mit ihren Problemen nicht allein sind und daß das Leben auch mit HIV oder AIDS noch erfolgreich gelebt werden kann.

Ein Wort über Medikamente gegen Angst

Viele Menschen, die unter besonderen physischen und psychischen Unannehmlichkeiten der Angst zu leiden haben, möchten, daß man ihnen ein angstlösendes Medikament (Anxiolytikum) wie Valium, Tavor, Librium usw. verschreibt. Diese Medikamente helfen manchen Patienten sehr gut, aber während sie vielleicht die körperlichen Beschwerden lindern, helfen sie nicht immer gegen die psychischen Sorgen, die zum Streß beitragen.

Am besten sieht man solche Medikamente lediglich als eine Möglichkeit, die man wählen kann, wenn es einem sehr schlecht geht. Man sollte sich aber nicht auf sie als Allheilmittel bei chronischen Angstzuständen verlassen – da helfen sie vielleicht die ersten paar Tage, um die schlimmsten Symptome in Schach zu halten, aber die wahren Probleme kommen erst, wenn man die Medikamente über längere Zeit hinweg nimmt. Erstens reicht die Anfangsdosis bald nicht mehr aus, so daß man immer höhere und höhere Dosen nehmen muß, wenn man die anfängliche Wirkung erhalten will. Zweitens machen solche Medikamente abhängig – man wird physisch und psychisch ›süchtig‹, wenn man sie über Monate hinweg nimmt. Dies macht es sehr schwierig, diese Medikamente wieder abzusetzen, wobei dann oft die Symptome, die man ursprünglich damit bekämpfen wollte, wieder auftreten. Und drittens lösen solche Medikamente das eigentliche Angstproblem nicht, sie dämpfen nur seine Gewalt. Ein weiteres Problem bei solchen Medikamenten ist, daß sie Atembeschwerden hervorrufen können, weshalb Anxiolytika verängstigten Patienten, die mit einer Lungenentzündung im Zusammenhang mit AIDS ins Krankenhaus eingeliefert werden, oft nicht gegeben werden können.

Aus all diesen Gründen sollten solche Medikamente nur kurzzeitig genommen werden, um eine relativ normale Belastbarkeit zu ermöglichen, während andere Methoden der Selbstkontrolle, wie z. B. die oben beschriebenen, erlernt und geübt werden.

Eine andere angstlösende Droge, die in der Zeit nach der Diagnosestellung oder der Befundmitteilung häufig lockt, ist Alkohol. Die Probleme mit dieser Droge sind unter anderem, daß Alkohol süchtig macht, daß er eigentlich depressiv macht und daß er den Körper schädigt, wenn man über längere Zeiträume hinweg große Mengen zu sich nimmt. Damit soll nicht gesagt werden, daß überhaupt kein Alkohol getrunken werden soll, aber wie bei den meisten Genußmitteln ist es besser, wenn man auch ihn nur in Maßen genießt. HIV allein genügt schon, um einem das Leben durcheinanderzubringen, da braucht man nicht auch noch zusätzlich ein Alkoholproblem!

Über Depressionen

»Manchmal habe ich das Gefühl, daß die Depressionen öfter auftreten und länger anhalten und daß sie sehr stark sein können. Antibiotika können auch Depressionen hervorrufen.«

»Selbstmord kann bei AIDS-Patienten auch ganz subtile Formen annehmen. Z. B. indem man nicht mehr ißt, indem man im Bett liegen bleibt und sich nicht mehr anzieht oder ganz allgemein, indem man aufhört, sich um sich selbst und um seine Umgebung zu kümmern.«

»Depressionen lassen sich manchmal nicht vermeiden. Es ist das beste, wenn man dann versucht, so schnell wie möglich wieder herauszukommen, weil sie einen körperlich, geistig und emotional zerstören.«

»Als ich meine Diagnose erfuhr, durchlebte ich die schlimmsten drei oder vier Wochen in meinem ganzen Leben. Ich wachte morgens zitternd auf. Ich schrieb mein Testament. Ich trank zuviel. Ich machte mir Gedanken darüber, was für eine Art von Beerdigung ich haben wollte. Ich fing sogar an, zu einem Gott zu beten, von dem ich nicht glaubte, daß es ihn gab.«

Depressionen sind, wie Streß und Angst, beim Menschen mit die am häufigsten auftretenden Gemütszustände. Sie werden seit der Zeit der alten Ägypter als eine der grundsätzlichen menschlichen Erlebniszustände beschrieben, heute rechnet man, daß jedes Jahr zwischen 2% und 15% der Erwachsenen unter Depressionen leiden. Die meisten Menschen räumen ein, daß sie ab und zu Phasen haben, in denen sie sich bedrückt oder traurig fühlen, aber bei manchen werden diese Zustände schlimmer und dauern länger an. Dennoch hören die meisten depressiven Zustände mit der Zeit von selber wieder auf und den meisten Menschen geht es auch sofort wieder besser, wenn die Umstände, die zu ihrer Depression geführt haben, sich bessern oder wenn andere Faktoren die Oberhand gewinnen.

Depressionen gehören zu den häufigsten psychischen Reaktionen bei HIV-positiven Menschen – besonders dann, wenn ihre Infektion gerade erst entdeckt worden ist. Wie dieses Buch zeigen will, gibt es viele Gründe, warum das so ist. Die folgenden werden von Patienten am häufigsten genannt:

- Die scheinbare ›Unvermeidbarkeit‹ von körperlichem Zerfall und zukünftiger Krankheit.
- Das Fehlen einer Heilungsmethode, was zu einem Gefühl von Ohnmacht und Hilflosigkeit führt.
- Die Einschränkungen, die die Infektion und/oder die Krankheit dem Lebensstil eines Menschen auferlegt; z.B. verminderte körperliche Funktionsfähigkeit, geringere gesellschaftliche Akzeptanz, berufliche Einschränkungen und beschränkte sexuelle Ausdrucksfähigkeit.
- Tatsächliche oder befürchtete gesellschaftliche, berufliche, emotionale und/oder sexuelle Zurückweisung.

Wenn solche Probleme im Zusammenhang mit dem riesigen innerlichen Aufruhr, den das Wissen um eine HIV-Infektion oder -Krankheit schafft, gesehen werden, kann man sich leicht vorstellen, warum Leute depressiv werden: Mancher wird sagen, daß das sogar unvermeidlich so ist. Aber schwere Depressionen können den Anpassungsprozeß an das Wissen von der Infektion oder der Krankheit erschweren oder hinauszögern. Das ist in sich schon problematisch, da ja der Patient, nachdem er die Nachricht von seiner Infektion erhalten hat, wichtige Entscheidungen über seine zukünftige Lebensführung treffen muß und weil solche Entscheidungen manchmal schnell getroffen werden müssen.

Bevor wir uns überlegen, wie man die Auswirkungen von Depressionen bewältigen oder lindern kann, ist es wichtig, daß wir Depressionen und manche ihrer Auswirkungen erst einmal erkennen. Ein Mensch, der an Depressionen leidet, verändert sich folgendermaßen:

Depressive Verstimmungen:

Über 90% der Leute, die depressiv sind, berichten, daß sie sich traurig, niedergeschlagen, miserabel, verzweifelt und hoffnungslos fühlen und daß sie leicht weinen. Depressive Menschen sagen oft, daß ihre Stimmung sehr schnell umschlagen kann und daß hemmungslose Weinkrämpfe plötzlich auf relativ ruhige Phasen folgen (und umgekehrt). Oft kann man es Menschen leicht ansehen, daß sie depressiv sind – sie sehen unglücklich aus, lassen die Schultern hängen und sind weniger gepflegt und gut angezogen als sonst. Solche äußerlichen Zeichen sind allerdings nicht immer verläßlich, da viele Leute ihre Depressionen hinter einer Fassade des Lächelns verstecken. Manche Menschen sind auch so stark depressiv, daß sie überhaupt keine Gefühle mehr zeigen; sie berichten, daß sie sich ›leer‹ oder ›tot‹ fühlen.

Plötzliches Desinteresse oder Lustlosigkeit an früher geliebten Beschäftigungen: Depressive Menschen erscheinen oft fad und gelangweilt; sie berichten häufig, daß sie kein Interesse mehr für Dinge aufbringen können, die ihnen immer Freude gemacht haben oder die sie spannend fanden. Dies bezieht sich sowohl auf Hobbys als auch auf häusliche Aktivitäten. Sie verlieren auch das Interesse am Essen, am Sex, an Unternehmungen mit Freunden und an der Arbeit. Es sind oft die Arbeitskollegen, die als erstes auf die Depression aufmerksam werden, weil ihnen auffällt, daß die normale Aktivität ihres Kollegen verschwunden ist. Für Selbständige kann die Situation besonders schlimm sein, da es von ihrer eigenen Initiative abhängt, inwieweit sie ihren Lebensstandard aufrechterhalten können.

Gefühle der Wertlosigkeit und Schuldgefühle:

Viele depressive Menschen werten frühere Erfolge oder gegenwärtige Aktivitäten als ›nichts Besonderes‹ ab, und konzentrieren ihre Gedanken ausschließlich auf frühere Fehler und ›Mißerfolge‹, statt auf die Dinge, die sie erreicht haben. Manche Menschen sind geradezu besessen von Dingen, die in der Vergangenheit schiefgegangen sind, und machen sich Vorwürfe, selbst wenn sie vielleicht gar nichts mit deren Ausgang zu tun hatten. Besonders im Zusammenhang mit AIDS fangen viele Menschen an zu denken, daß sie ihre Infektion oder Krankheit ›verdient‹ haben und daß ihre momentane Situation ihre Wertlosigkeit und Schuldhaftigkeit ›beweist‹.

Geringe Selbstachtung:

Mit den oben beschriebenen Gefühlen von Wertlosigkeit und Schuld sind Gefühle ständigen Mißerfolgs verbunden. Die Betroffenen halten sich für wertlos, unfähig und außerstande, mit der Verantwortung zurechtzukommen, die sie ›unberechtigterweise‹ im Laufe der Jahre auf sich genommen haben. Ebenso versuchen sie, keine weiteren geschäftlichen oder gesellschaftlichen Kontakte mehr zu suchen, weil sie sich sagen, daß sie es nicht wert sind oder daß sie unfähig sind, das Beste aus solchen Gelegenheiten zu machen.

Hilflosigkeit:

Depressive Menschen sagen oft, daß sie einfach nicht in der Lage sind, selbst die einfachsten täglichen Routinetätigkeiten wie essen, sich anziehen und pflegen, baden und andere häusliche Pflichten auszuführen. Natürlich reagieren verschiedene Menschen unterschiedlich auf Depressionen, aber viele derjenigen, die zuvor hohe Anforderungen an sich selbst stellten, sind wegen eines Hangs zu unrealistischer Perfektion anfällig für solch ein Gefühl der Hilflosigkeit. Es ist leicht einzusehen, warum gerade diese Menschen oft mit einem so hartnäckigen Gefühl von Untergang und Verderben auf Depressionen reagieren und glauben, daß in Zukunft absolut nichts mehr richtig funktionieren werde. Auf ähnliche Weise verstärken hohe persönliche Ansprüche – im Zusammenhang mit diesem neuen Gefühl der Hilflosigkeit – Schuldgefühle und Gefühle der Wertlosigkeit.

Selbstmordgedanken:

Menschen, die über lange Zeiträume hinweg depressiv sind oder deren Depressionen immer schlimmer werden, sehen den Selbstmord oft als den einzigen Ausweg aus ihrer momentanen Situation. Man muß sich dabei aber vor Augen halten, daß in den meisten Fällen *Selbstmordgedanken eine übliche, normale und vorübergehende Reaktion auf unvermeidbare lebensbedrohliche Mitteilungen sind.* Partner, Angehörige oder Familienmitglieder sollten nicht allzusehr über Selbstmorddiskussionen oder Gedanken daran, daß Suizid vielleicht der beste Weg sei, in Panik geraten. Trotzdem muß man *solche Gespräche sehr ernst nehmen* und auch zeigen, daß man das tut. Es kann für Angehörige (und Patienten) wichtig sein, daß sie von der Möglichkeit eines Selbstmords in Kenntnis sind und daß sie für alle Fälle gewisse Vorkehrungen treffen – z. B., daß sie gefährliche Medikamente an einem sicheren Platz aufbewahren usw. Selbstmord wird später noch ausgiebiger besprochen werden.

Angstzustände:

70% der Patienten, die an Depressionen leiden, leiden auch an Angstzuständen mit den damit verbundenen physischen und psychischen Symptomen, wie sie im letzten Abschnitt beschrieben wurden. Solche Angstzustände zeichnen sich durch Rastlosigkeit, Unruhe, Weinen, Schreien usw. aus oder treten in Form von schweren Panikattacken, die einen Menschen vollkommen außer Gefecht setzen können, auf. Es ist manchmal schwierig, Angst von echten Depressionen zu unterscheiden, weil sie so eng miteinander verbunden sind.

Denkschwierigkeiten:

Oft berichten depressive Menschen auch, daß sie immer stärkere Konzentrations- und Merkschwierigkeiten haben und daß sie gleichzeitig entscheidungsschwach sind, verlangsamt sprechen und agieren, was sonst nicht ihre Art war. Depressionen können das Denken auch auf die Art und

Weise verändern, daß der Betroffene nur noch an negative Möglichkeiten von zukünftigen Handlungen denkt oder sich bis zur Besessenheit mit Selbstzweifeln quält oder daß er langsamer denkt als früher, wodurch einfache Anforderungen oder geistige Routineaufgaben (wie Addieren oder an mehr als eine Sache auf einmal zu denken) unmöglich erscheinen oder sehr lange Zeit benötigen.

Zwangs- und Wahnvorstellungen:

Wenn Menschen unter schweren Depressionen leiden, kommt es manchmal zu zwanghaften Handlungen, manchmal mit ›ritualisierten Reaktionen‹ (siehe unter Zwangsvorstellungen, S. 133 ff). Diese stehen manchmal mit der scheinbaren Hoffnungslosigkeit der Situation in Zusammenhang und mit der Möglichkeit, daß die Infektion oder Krankheit einmal ausbrechen könnte. Manche Menschen beginnen deshalb, bei Freunden und Partnern nach Anzeichen von Krankheiten zu suchen. Manche Menschen, die unter schwereren Zwangsvorstellungen leiden, beginnen, einen Großteil ihrer Zeit damit zu verbringen, ihren Körper immer wieder auf Anzeichen der Infektion zu untersuchen. Allerdings ist es für Menschen, die erst vor kurzem die Diagnose oder den positiven Antikörperbefund erfahren haben, bis zu einem gewissen Grad ganz normal und natürlich, wenn sie ihren Körper untersuchen und wenn sie sich über den weiteren Verlauf der Infektion Sorgen machen. Der entscheidende Unterschied zwischen verständlicher Sorge und Zwangsvorstellungen zeigt sich daran, ob die betroffene Person noch in der Lage ist, an Alternativen zu denken: Derjenige, der unter Zwangsvorstellungen leidet, ist geistig von einem einzigen Gedanken erdrückt, während derjenige, der sich in ›vernünftigem‹ Rahmen Sorgen macht, die Sache immer noch zu anderen Dingen in Perspektive setzen und alternative Möglichkeiten mit einer gewissen Urteilskraft besprechen kann.

In seltenen Fällen zeigen depressive Menschen auch Anzeichen von Wahnvorstellungen. Dies kann sich so äußern, daß sie andere für ihre momentane Lage verantwortlich machen oder daß sie finden, ihr Zustand sei das Ergebnis einer Verschwörung, die dazu dienen soll, ihre gesellschaftliche Gruppe oder sie selber in ein schlechtes Licht zu rücken. Solche Zustände sind aber relativ selten (obwohl man annehmen darf, daß es in den meisten Fällen kurzzeitig zu abgeschwächteren Formen der beschriebenen Zustände kommen kann).

Andere Symptome:

Zusätzlich zu diesen klassischen Symptomen von Depressionen berichten manche Menschen auch, daß die Zeit langsamer zu vergehen scheint, daß nichts schnell genug geschieht und daß alle anderen zu langsam sind. Schwere Depressionen können auch eine Art Persönlichkeitsverlust nach sich ziehen, wobei sich der Betroffene von der Realtität entfernt fühlt und sich so vorkommt, als würde er alles aus der Entfernung beobachten, ohne daß ihn irgendetwas emotional berührt.

Neben diesen psychischen Symptomen können bei Depressionen auch noch eine Reihe von physischen Störungen auftreten.

Antriebslosigkeit:
Depressive Menschen sagen oft, daß ihnen jegliche Energie fehlt und sie sich ständig lethargisch und müde fühlen, so daß es ihnen schwer fällt, das normale Spektrum von Aktivitäten zu bewältigen, das für nichtdepressive Menschen geringfügig zu sein scheint und keinerlei Anstrengung darstellt. Diese Lethargie führt oft zusätzlich zu einem Verlust an Motivation, sich mit Dingen zu beschäftigen, die sonst interessant und lohnend waren. Häufig werden depressive Menschen auch sehr schnell müde, was ihr Gefühl der Unzulänglichkeit und Frustration noch verstärkt. Es ist manchmal schwer, die Müdigkeit als Auswirkung der Depression von der körperlichen Müdigkeit, die manchmal von PGL oder anderen Formen der HIV-Krankheit herrühren, zu unterscheiden.

Verlangsamung und Unruhe:
Viele depressive Menschen berichten, daß sie sich körperlich langsamer und schwerfälliger vorkommen; manchmal, bei schweren Fällen, hören sie sogar ganz auf, sich zu bewegen, und starren nur noch wie gebannt ins Leere, als ob sie sich in Trance befänden. Sie gehen langsam und sehr mühevoll und reden einsilbig und mit monotoner Stimme. Menschen, die zusätzlich noch unruhig sind, weil mit den Depressionen auch noch schwere Angstzustände auftreten, zeigen oft das ganze Spektrum der angstbedingten Symptome, wie sie oben besprochen wurden. Zusätzlich sind diese Menschen dann leicht ablenkbar, nervös und ständig in hektischer Bewegung. Leute, die unruhig sind, ohne daß es äußerlich sichtbar ist, berichten oft, daß sich ihr Geist in ständiger Aufregung befindet und es ihnen schwer macht, sich zu konzentrieren.

Appetitmangel und Gewichtsverlust:
Bei Depressionen tritt häufig Appetitlosigkeit auf – die Patienten empfinden Essen als eine Anstrengung (sie finden, daß das, was sie zu sich nehmen, ›nach Pappe schmeckt – pampig und geschmacklos‹). Es ist daher leicht zu verstehen, warum viele depressive Menschen an Gewicht verlieren. Einige Depressive dagegen fangen an, hemmungslos zu essen (oder Alkohol zu trinken) – besonders, wenn sie allein sind. Selbstverständlich stopfen sich

manche Leute auch deshalb mit Essen voll, weil sie in letzter Zeit viel abgenommen haben – sie müssen dann nicht notwendigerweise depressiv sein.

Schlafstörungen:

Ungefähr 80–90% der Depressiven leiden an Schlafstörungen. Dazu gehören Einschlafprobleme, (manchmal wiederholtes) Aufwachen mitten in der Nacht und/oder gegen Morgen. Außerdem berichten viele depressive Menschen, daß sie sich nach dem Schlafen nicht ausgeruht fühlen, was natürlich zu ihrer allgemeinen Müdigkeit und Schwäche beiträgt. Weitere Schlafstörungen sind z.B. vermehrtes Schlafbedürfnis und Schläfrigkeit tagsüber und schwere Alpträume. Diejenigen, die unter Schlafstörungen leiden, fühlen sich natürlich noch erschöpfter und sind anfälliger für die Auswirkungen ihres negativen Denken, ihrer Angst usw.

Verlust des Sexualtriebes:

Dies ist ein sehr oft auftretendes, frühes Symptom von Depressionen, und kann zu Problemen in der Partnerschaft führen, besonders wenn der Partner an häufige oder regelmäßige sexuelle Aktivitäten gewöhnt ist. Außerdem kann die Verminderung des Sexualtriebes zu Problemen mit der Selbstachtung führen. Daher ist es wichtig, zu wissen, daß bei psychischen und physischen Störungen ein Nachlassen des Geschlechtstriebes auf beginnende Depressionen hinweisen kann. Der Sexualtrieb bessert sich im allgemeinen wieder, wenn sich die Stimmung bessert. (Man muß auch daran denken, daß der Sexualtrieb und andere sexuellen Funktionen wie etwa die Fähigkeit, erregt zu werden, eine Erektion oder einen Orgasmus zu haben bei Angst sehr störungsanfällig sind; viele HIV-positive Menschen erzählen, daß bei ihnen, kurz nachdem ihnen der positive Antikörperbefund oder die Diagnose mitgeteilt worden waren, Schwierigkeiten mit dem Sexualtrieb und/oder den sexuellen Funktionen auftraten, die sich später wieder gaben.)

Andere körperliche Symptome:

Bei manchen Menschen, die an Depressionen leiden, kommt es noch zu anderen Veränderungen der körperlichen Funktionen: es können Kopfschmerzen auftreten sowie Verspannungen des Genicks, Muskelkrämpfe, trockener Mund, Atemnot, Herzklopfen, Verdauungsstörungen, Übelkeit, Kreuzschmerzen, Schweißausbrüche, Zittern, verstärkte Blasen- und Darmtätigkeit, Verstopfung, Sehstörungen und rheumaartige Schmerzen. Wenn der Betroffene bereits an körperlichen Schmerzen leidet, können diese durch die Depression subjektiv noch verschlimmert werden, so daß sie scheinbar kaum noch auszuhalten sind.

Depression als Reaktion

Obwohl alle Menschen, die an Depressionen leiden, einige dieser Symptome haben, ist es selten der Fall, daß jemand alle Symptome hat. Wenn wir einmal annehmen, daß die meisten Menschen mit HIV-Infektion oder -Krankheit, die auch unter Depressionen leiden, diese unmittelbar aufgrund ihres Wissens um ihre Situation oder aufgrund der erfolgten (oder nichterfolgten) Handlungen anderer, die davon wissen (Freunde, Familienmitglieder, Arbeitgeber usw.) bekommen haben, so ist es sinnvoll, die Depression als *reaktiv* anzusehen. Dies ist ein wichtiger Gesichtspunkt, weil reaktive, ›exogene‹ Depressionen von den schlimmeren chronischen (und lähmenden) ›endogenen‹ Depressionen, die häufig bei älteren Menschen auftreten und eine medikamentöse Behandlung erfordern, unterschieden werden müssen.

In anderen Kapiteln wurde bereits erläutert, warum es so wichtig ist, daß wir uns selbst über die Ursachen für bestimmte Gefühle und Stimmungen im klaren sind. So können Depressionen der Ausdruck des Gefühls sein, daß das Ende nahe sei oder daß Menschen, von denen Sie abhängig sind (z. B. in bezug auf Finanzen, Liebe, Zuneigung und/oder Hilfe) nichts mehr von Ihnen wissen wollen oder daß das Virus jetzt Ihr Leben und ihre Zukunft kontrolliert oder daß nichts mehr wie früher sein wird. Andererseits könnten Sie auch deprimiert sein, weil Ihnen tatsächlich physische, finanzielle und andere Mittel und Möglichkeiten fehlen, Dinge zu tun, die früher Ihrem Leben einen Inhalt gaben (wie etwa reisen, tanzen, arbeiten oder was auch immer). Ebenso kann die Verwirrtheit und der scheinbar endlose Druck bei dem Versuch, seine Situation verstehen zu lernen, in Depressionen führen: Zu erfahren, daß man HIV-positiv sei, kann einen selber und seine Situation sehr verletzlich und/oder unsicher erscheinen lassen; und Verwirrtheit ist hervorragend dazu geeignet, das Selbstvertrauen und die Kontrolle zu untergraben, und führt (bei der betroffenen Person) schnell zu Hilflosigkeit und Depressionen.

Daher ist es verständlich, daß sich viele depressive Menschen zurückziehen wollen: In mancher Hinsicht kann Depression als eine Art von persönlichem Rückzug gesehen werden. Wenn man sich weiter vor Augen führt, daß der Depressive ein Mensch ist, der sich emotional und physisch von seiner Umwelt zurückzieht, versteht man ihn noch besser. Gewiß ziehen sich auch viele andere Menschen, die an einer lebensbedrohlichen Krankheit oder Infektion leiden, deshalb von anderen zurück, weil sie sie nicht gefährden oder weil sie selbst mit ihrer Situation fertig werden wollen, ohne dabei kummervolle Erfahrungen mit anderen machen zu müssen. Diesen Fehler machen depressive Menschen häufig. Wenn Patienten versuchen, ihre Angehörigen zu schonen, indem sie nichts darüber herauslassen, wie sie sich wirklich fühlen, vermeiden sie oft jegliches Gespräch über das Thema HIV oder AIDS. So fühlen sie sich dann oft emotional oder psychisch sehr schlecht, da sie alle ihre Ängste und Sorgen aufgestaut haben, bis diese, im Vergleich zu ihrer ursprünglichen Bedeutung, überproportional groß erscheinen. Beim Versuch, die Sorgen geheim zu halten, geraten sie so unter Druck, daß die richtige Perspektive für die Situation verlorenzugehen droht und die (sowohl emotionale als auch körperliche) Erholung dramatisch verzögert wird.

Zusammenfassung der bisherigen Diskussion

Zusammenfassend können wir sagen: Wenn wir eingestehen, daß es wirklich normal ist, wenn Menschen, denen man vor kurzem gesagt hat, sie seien seropositiv oder haben eine HIV-Krankheit, zu einem gewissen Maß eine reaktive Depression entwickeln, gewinnt die Erfahrung der Depression eine neue Bedeutung. Obwohl man versucht ist, verallgemeinernd zu sagen, daß jeder, der erfährt er sei seropositiv, Depressionen bekommt und entsprechend behandelt werden sollte, muß man noch zwei weitere Gesichtspunkte bedenken:

1. In den meisten Fällen verschwinden die Depressionen nach einer gewissen Zeit wieder.
2. Symptome von Depressionen (und Angst) müssen von wirklichen körperlichen Krankheitssymptomen wie Verwirrtheit und Müdigkeit, die durch PGL und andere schwere Krankheiten hervorgerufen werden, unterschieden werden. So muß man aufpassen, daß man nicht immer ›automatisch‹ auf psychischen Streß schließt, während es sich in Wirklichkeit um ein rein körperliches oder vorübergehendes Phänomen handelt.

In mancherlei Hinsicht sind Depressionen auch ein Rückzug aus der Umwelt, die ihrerseits als ein negativ beladener Ort oder eine Anhäufung von negativen Ereignissen gesehen wird. Es ist völlig natürlich, daß wir versuchen, uns daraus zu entfernen oder uns abzuschirmen, wenn wir depressiv sind, weil uns alles an den negativen Druck erinnert, der die Schuld an unserem schlechten Befinden trägt, oder an unsere persönliche Unfähigkeit, mit dem entstandenen Druck fertig zu werden.

Ein weiterer wichtiger Punkt in bezug auf Depressionen ist der, daß es immer Hinweise darauf gibt, daß Depressionen die Funktionsweise des Immunsystems verändern können. Diese Veränderungen bereiten vielleicht dem gesunden Menschen keine Probleme, aber für jemanden, der an einer Immunschwächekrankheit leidet, könnten die Auswirkungen folgenschwer sein. Diese Zusammenhänge sind beim Menschen noch nicht bewiesen, aber es ist eine wohlbekannte Tatsache, daß depressive Menschen sowohl für gewöhnliche und lästige Krankheiten (wie Husten, Erkältungen und Erkrankungen der Bronchien) als auch für Herz-Kreislauf-Erkrankungen und andere schwere gesundheitliche Störungen anfälliger sind. Darüber hinaus dauert es bei den meisten depressiven Menschen länger, bis sie sich von einer Krankheit oder Infektion erholen und noch wichtiger – sie verlieren auch leicht den Willen, aktiv und aus eigenem Antrieb in einen Zustand relativer körperlicher Normalität zurückzukehren. Genauso verlieren depressive Menschen leicht die Motivation, sich Mühe zu geben, um über ihre Probleme hinwegzukommen oder sie besser in eine andere Perspektive, mit der sie besser umgehen können, zu rücken. So verlängern sie nicht nur ihre Probleme, sondern es entsteht auch beträchtlicher praktischer Schaden, z. B. in ihrem Verhältnis zu Partner, Angehörigen oder Pflegern.

Einige Theorien zur Entstehung von Depressionen

Die drei brauchbarsten Theorien zur Entstehung von Depressionen heben die folgenden Merkmale, die gewöhnlich im Mittelpunkt der Beschwerden stehen, hervor:

1. Fehlen von Anerkennung
2. Kontrollverlust
3. Verzerrungen der Art und Weise, die Dinge zu sehen

Fehlen von Anerkennung

Dieses Modell der Entstehung und Entwicklung von Depressionen geht davon aus, daß depressive Menschen deshalb depressiv bleiben, weil sie sich von Menschen und Aktivitäten aus ihrer Umwelt zurückgezogen haben, die ihnen etwas eingebracht haben. Folglich bekommen sie keine Anerkennung und keine Ermutigung, aktiv zu bleiben, so daß weiter jede Motivation, wieder am Geschehen teilzunehmen, verlorengeht. So wird der Prozeß des sich Zurückziehens aufrechterhalten, und der depressive Mensch zeigt immer weniger anerkennenswerte Reaktionen auf seine Umwelt.

Man kann sich leicht vorstellen, wie Gefühle der Nutzlosigkeit und persönlichen Unzulänglichkeit die Oberhand gewinnen, sobald dieser negative Prozeß einmal begonnen hat. Hier ein Beispiel:

»Bill, ein ursprünglich lebhafter und begeisterungsfähiger Mann mit einem eigenen Geschäft, wurde sehr depressiv, nachdem er erfahren hatte, daß er HIV-positiv sei (er hatte keine Symptome). Er war einer der ersten Menschen in Europa, bei denen man – nach einer Reihe von heterosexuellen Kontakten mit Prostituierten – eine HIV-Infektion feststellte. Er plante gerade, sich mit einer Frau, die er seit vielen Monaten kannte, zu verloben, als er die Nachricht erhielt. Aufgrund dieser Nachricht brach er den Kontakt abrupt und ohne jegliche Erklärung ab, weil er befürchtete, daß sie oder ihre Freunde andere einweihen könnten. Auf ähnliche Weise kapselte er sich von seinen eigenen Freunden ab und zog sich auch vom Geschäftsalltag zurück hauptsächlich, weil er zu sehr mit seiner Infektion beschäftigt war, als daß er sich noch auf andere Dinge hätte konzentrieren können. Mit seiner Inaktivität und seiner Fixierung auf negatives Grübeln über seine Zukunft nahmen auch seine Depressionen zu. Er sah sich selbst immer mehr als einen Versager an und fand, daß ihm alle wichtigen Möglichkeiten in der Zukunft versagt wären. Schließlich wurde er völlig inaktiv und in sich gekehrt, so daß er ins Krankenhaus eingewiesen werden mußte, um eine sinnvolle Behandlung durchzuführen. Bill mußte nun Schritt für Schritt ermutigt werden, seine alten Kontakte und Gepflogenheiten wieder aufzunehmen. Es wurde mit ihm sorgfältig geübt und einstudiert, wie er seine Abwesenheit erklären konnte, und als sein Selbstvertrauen wieder zunahm, lernte er allmählich mit den Krisen und Problemen umzugehen, die er hinter sich gelassen hatte und die neu hinzugekommen waren. So ein Prozeß erfolgt nicht über Nacht: Bill hatte sich eine Betrachtungsweise von sich selbst und anderen angewöhnt, die ihm ein Hindernis für ein flexibles und zuversichtliches Weltbild war, aber im Laufe mehrerer Monate wurde er wieder so, wie er seiner Meinung nach vorher gewesen war. Dadurch daß er sich selbst in eine Position und Lage brachte, in denen sein Wert für andere – und seine Fähigkeit zurechtzukommen – wiederhergestellt waren, konnte er sich langsam von seinen Depressionen erholen.«

Kontrollverlust

Diese Theorie über die Entstehung von Depressionen wird gewöhnlich als ›erlernte Hilflosigkeit‹ beschrieben. Sie geht davon aus, daß Menschen dann depressiv werden, wenn sie fühlen, daß sie keinen Einfluß auf Verlauf und Ausgang von Ereignissen nehmen können, und konzentriert sich auf die Art und Weise, wie Menschen ein Verhältnis zwischen Handlung und Ergebnis herstellen. In neueren Versionen dieser Theorie wird die Meinung vertreten, daß Depressionen daher kommen, daß Menschen ›schlechte‹ Ergebnisse eigenen Charakterfehlern zuschreiben, während ›gute‹ Ergebnisse auf Faktoren außerhalb der eigenen Kontrolle zurückgeführt werden und nichts mit den eigenen Aktivitäten zu tun haben. Deprimierende Ereignisse ›verraten‹ daher die Unfähigkeit des Betroffenen, Dinge ›richtig zu machen‹, da er keinen Einfluß auf das Resultat dieser Ereignisse hat.

Im Zusammenhang mit der HIV-Infektion ist es daher leicht zu verstehen, warum Menschen Depressionen bekommen: Das Virus in ihnen hat die Oberhand, und sie können keinen Einfluß auf seine Wirkung und möglicherweise ihre eigene Zerstörung nehmen. Als Ergebnis einer solchen Perspektive verlieren viele HIV-positive Menschen jegliche Selbstachtung und verzichten auf weitere Versuche, die Kontrolle wieder zu erlangen. Verstärkte Depressionen sind die unvermeidliche Folge.

Verzerrungen der Art und Weise, die Dinge zu sehen

Diese Theorie zur Entstehung von Depressionen geht davon aus, daß Menschen deshalb depressiv werden, weil sie beginnen, alles rein selektiv zu betrachten: Sie sehen immer nur die negativen Seiten von sich selbst, der Welt und der Zukunft. Diese selektive Betrachtungsweise könnte auf Denkgewohnheiten zurückgehen, die sozusagen jedes Mal dann ›automatisch‹ ablaufen, wenn die betroffene Person mit einer neuen oder auch nur geringfügig schwierigen Situation konfrontiert wird. Z. B. würde sie zu sich selber sagen, wenn sie bei einem Vorstellungsgespräch einen potentiellen Arbeitgeber trifft: ›Ich werde diese Situation völlig vermasseln.‹ oder ›Und wieder ein Fehlschlag.‹

Im Hinblick auf die HIV-Infektion kann ein Mensch so ein ganzes Spektrum von automatisch ablaufenden Gedanken entwickeln, die diese für Depressionen typische Art von selektivem und oft moralistischem Denken veranschaulichen – z. B.:

›Niemand wird je wieder etwas mit mir zu tun haben wollen.‹
›Mein Freund hat mich diese Woche nicht angerufen – er will nichts mehr mit mir zu tun haben.‹
›Mein Geliebter fühlt sich elend, weil er mich so nehmen muß, wie ich jetzt bin.‹
›Daß ich diese Krankheit bekommen habe, beweist, daß ich wertlos und schlecht bin.‹
›Wenn ich nicht HIV hätte, wäre alles o. k.‹
›Ich hätte vorsichtiger sein sollen – das zeigt einmal mehr, daß ich zu nichts fähig bin.‹
›Es bringt nichts mehr, jetzt noch irgendetwas zu tun – ich werde jetzt sowieso einfach sterben.‹

Wenn man sich solche Äußerungen genauer anschaut, wird es klar, warum sie Depressionen erzeugen und aufrechterhalten: Sie lassen keinen Platz für Flexibilität; sie neigen dazu, Extreme zu veranschaulichen; sie sind Schwarz-Weiß-Malerei. Kein Mensch ist jemals vollkommen glücklich, niemand kann alles perfekt, jeder macht (immer wieder) Fehler, bei jedem besteht das Leben zu einem gewissen Maß aus Chaos und unkontrollierbaren Problemen. Doch depressive Menschen ›vergessen‹ das oft, sie fangen an zu denken, daß vor ihrer HIV-Infektion alles rosig und eitel Sonnenschein war und daß niemals etwas schief ging oder frustrierend kompliziert war. Außerdem vergessen viele depressive, HIV-positive Menschen, wenn sie von ihrem Zustand erfahren haben, daß sie früher sehr wohl in der Lage waren, mit Lebenskrisen oder Problemen umzugehen, und daß sie durchaus die Fähigkeit und Erfahrung hatten, verquere oder herausfordernde Situationen zu meistern. Statt dessen ersetzen sie ihre Welterfahrung und ihr Bewältigungsvokabular durch einen neuen Schatz an Regeln und Urteilen, die die Depression sozusagen *garantieren*. Z. B.:

> ›Es ist eine Notwendigkeit für mich, daß mich jeder wichtige Mensch in der Gemeinschaft liebt und schätzt.‹
> ›Ich müßte in jeder Hinsicht vollkommen kompetent, zulänglich und erfolgreich sein, damit die Leute mich schätzen.‹
> ›Es ist schrecklich und katastrophal, daß absolut alles so ist, wie ich es nicht haben will.‹
> ›Meine Infektion und meine Krankheit sind das Maß für meinen persönlichen Wert. Je kränker ich bin, desto wertloser bin ich.‹
> ›Mit meiner Infektion werde ich niemals mehr echte Freude oder wirkliches Vergnügen erleben.‹

Mit solchen Behauptungen und Regeln bewaffnet interpretiert der HIV-positive Mensch (egal ob er an einer Krankheit leidet oder nicht) jede Situation. Sie dienen als allgemeine Maßstäbe – nichts geschieht, ohne daß es durch dieses geistige Netz gefiltert würde. Wer würde da nicht depressiv?

Zusammenfassung

Zusammenfassend läßt sich sagen, daß jede dieser Theorien über die Entstehungsweise von Depressionen zu den anderen bis zu einem gewissen Grad in Beziehung steht und sich mit ihnen überschneidet. Sie stellen alle die Mängel bei der (praktischen und kognitiven oder geistigen) Handhabung von Einflüssen heraus, die die Depression aufrechterhalten, jede dieser Theorien berücksichtigt die Konsequenzen des Verlusts von Anerkennung. Wenn man sie alle miteinander vermengt, kann man einen depressiven Menschen charakterisieren als jemand, der

1. sich einseitig auf negative Ereignisse konzentriert;
2. die Handlungen anderer unmittelbar – statt über einen längeren Zeitraum hinweg – bewertet;
3. sich selbst überaus streng bewertet;
4. die Verantwortung für die Ergebnisse von Situationen unzutreffend beurteilt;

5. sich selbst zuwenig Anerkennung zukommen läßt;
6. übermäßig zu Selbstbestrafung neigt.

Was man gegen Depressionen tun kann

Die bisherige Erörterung hat gezeigt, daß die Schwere und Hartnäckigkeit von Depressionen in einem beträchtlichen Ausmaß durch Selbstführung gesteuert wird. Im folgenden soll ein allgemeiner Plan dafür aufgestellt werden, wie die vielen verschiedenen Faktoren, die Depressionen hervorrufen und erhalten, verstanden und bewältigt werden können. Die vorgeschlagenen Strategien folgen nicht einer speziellen Reihenfolge, obwohl es wahrscheinlich doch sinnvoll ist, mit der Selbstüberwachung zu beginnen.

Selbstüberwachung

Zwei Bereiche sind zu überwachen:
Zuerst sollten Sie ein Tagebuch über die täglichen Ereignisse führen. Das hilft, sich über mögliche gewinnbringende Situationen oder Fähigkeiten, die man als negativ denkender Mensch bisher vermißt oder nicht erkannt hat, klar zu werden. Selbst einfache häusliche Pflichten sollten dabei aufgeführt werden, sie zeigen immerhin, daß Sie schon etwas zustande bringen! Dadurch, daß Sie jeden Tag alles aufschreiben, können Sie sich auch ein Bild davon machen, wann Sie Zeit für andere Dinge haben, ob Sie bestimmte Verhaltensweisen entwickelt haben, die Ihre Depression fördern oder ob Sie irgendwelche Dinge unterlassen haben, die Ihnen helfen könnten, Ihnen Ihr Selbstvertrauen und Ihren Glauben an die Zukunft wiederzugeben.

Der zweite Bereich bezieht sich auf die unwillkürlichen und kritischen Selbstdarstellungen, die bei bestimmten Handlungen oder Ereignissen in Erscheinung treten könnten und die das Gefühl der Hoffnungslosigkeit und Nichtwürdigkeit aufrechterhalten. Hier kann eine ganze Menge an gründlichem Nachdenken gefordert sein; die Tatsache, daß diese selbstzerstörerische Art zu denken oft ›automatisch‹ abläuft, zeigt, wie subtil sie ist und wie unkritisch man sich selbst gegenüber schon geworden ist! Wenn Sie sich solche Aufzeichnungen machen wollen, sollten Sie immer versuchen, den *ersten* Gedanken aufzuschreiben, der Ihnen durch den Kopf schießt, wenn Sie mit einer herausfordernden Situation oder einem besorgniserregenden Vorfall konfrontiert sind. Z.B. wenn Sie jemand anruft oder wenn Sie gerade einen Bericht über AIDS in der Zeitung lesen oder wenn Sie an Ihre eigene Lebenslage denken. Benutzen Sie einen Beobachtungsbogen, den Sie wie in Tabelle 4 dargestellt aufgliedern, um Ihren Bericht aufzuschreiben.

Tab. 4 Beobachtungsbogen für Selbstbetrachtungen

Datum und Zeit	situative und andere Auslöser	automatische Gedanken	Emotionen vorher und nachher

Sie werden bald feststellen, daß bestimmte Themen in Ihrem ›automatischen Denken‹ sichtbar werden. Diese können als ›Verschrecklichung‹ auftreten (›Es ist einfach *schrecklich*, wenn ich in der Öffentlichkeit krank aussehe.‹) oder als ›Mußturbation‹ (›Ich *muß* immer zeigen, daß ich hervorragend zurecht komme‹. ›Ich *muß* weniger unglücklich sein, wenn Leute mich besuchen.‹) oder als ›Schuld und Sühne‹ (›Ich bin so ein *Versager* mit meiner Infektion – es *geschieht mir recht*, daß ich krank bin.‹). Weitere wenig hilfreiche Denkweisen zeigen z. B. die folgenden Äußerungen:

›Mein Partner liebt mich nicht, sonst würde er mir nicht ständig widersprechen.‹
›Wenn ich tot wäre, würde ich nicht solche Probleme für andere schaffen.‹
›Warum soll ich mich anstrengen, wenn ich sowieso nichts ausrichten kann.‹
›Es ist jetzt zu spät, um zu versuchen, etwas besser zu machen.‹

Überprüfen Sie Ihre Gedanken!

Wenn Sie sich ein paar Tage lang Notizen über Ihr Denken gemacht haben, sollten Sie als nächstes die Treffsicherheit und Genauigkeit dieser Annahmen und Gedanken überprüfen. Fragen Sie sich: ›Was rede ich mir für unrealistisches Zeug ein?‹. Versuchen Sie, Ihr depressives Denken neu auszuwerten, indem Sie seine Richtigkeit anderen möglichen Erklärungen gegenüberstellen. Halten Sie sich von Situationen fern, in denen die ›automatischen‹ Gedanken auftreten – als ob Sie ein unbeteiligter Zuschauer wären, der das Geschehen zum ersten Mal sieht – und versuchen Sie dabei andere objektive Gedanken zu entwickeln, die die Art, wie die Ereignisse sich darstellen, beschreiben. Z. B.:

Automatischer Gedanke: ›Die Leute meiden mich wegen meiner Infektion‹;
Alternative 1: ›Die Leute wollen am Abend ihr eigenes Leben führen‹;

Alternative 2: ›Die Leute tun sich vielleicht schwer, mit mir zu sprechen‹;
Alternative 3: ›Ich bin in letzter Zeit ein bißchen schwierig gewesen‹.

Da manche dieser ›automatischen‹ Gedanken, die die Depression aufrechterhalten, auf perfektionistischen oder extremen (›schwarz-weiß‹ gemalten) Themen beruhen (siehe oben), ist es sinnvoll mit anderen Menschen über diese Erkenntnisse zu sprechen. Sie können so herausfinden, ob Sie tatsächlich eine vernünftige Betrachtungsweise Ihrer Probleme gefunden haben. Ist dies nicht der Fall, so sollten Sie für die Zukunft alternative Gedanken und Selbstgespräche ›einüben‹.

Gespräche

Mit anderen Menschen zu sprechen ist wahrscheinlich mit das Hilfreichste, was Sie tun können. Unterhaltungen mit dem Partner oder guten Freunden verlaufen vielleicht inzwischen in festgefahrenen Bahnen, und Sie finden, daß das weder Ihnen noch den anderen gut tut. Aber Gespräche helfen immer, aufgestaute Spannungen abzubauen. Vielleicht wäre es auch gut, wenn Sie statt mit Freunden (zunächst) mit einem Außenstehenden, etwa einem AIDS-Berater sprechen. Manchmal helfen die Ansichten von Außenstehenden, wieder einen objektiven Blick für die eigenen Belange zu bekommen. Schaden kann es auf keinen Fall. Meine eigenen Erfahrungen haben mir gezeigt, daß durch das Hinzuziehen eines weiteren, dritten, sympathischen Gesprächspartners das Thema des depressiven und frustrierenden Verweigerns durchbrochen werden kann. Man kann so Menschen dazu bringen – wenn sie es wollen und nicht wissen wie anfangen –, wieder miteinander zu reden; man kann so auch Menschen, die Kontakt suchen und Nähe brauchen, zusammenbringen.

Schätzen Sie Ihre Ziele und Möglichkeiten neu ein!

Viele depressive Menschen setzen sich ihre Ziele unrealistisch hoch, wodurch das Gefühl des Versagens unweigerlich heraufbeschworen wird, da diese Ziele (zumindest im Moment) außerhalb einer vernünftigen Reichweite liegen. Schauen Sie nicht zu weit nach vorne – Sie haben genug damit zu tun, mit Ihrer Infektion/Krankheit und den unmittelbar damit zusammenhängenden Problemen fertig zu werden. Suchen Sie sich realistischere und erreichbarere Ziele aus – konzentrieren Sie sich, wenn nötig, nur jeweils auf den gegenwärtigen Tag. Selbst die besten Manager wissen, daß normalerweise nichts von einem Tag auf den anderen erreicht werden kann – die meisten Projekte erfordern etwas Geduld, Planung und Hartnäckigkeit. Ebenso verhält es sich mit Zielen, die man sich setzt, um sich aus der Depression zu befreien.

Genauso wichtig ist es aber, daß Sie die Verantwortlichkeit für Ihre Infektion/Krankheit und deren Behandlung neu abschätzen. Man könnte z. B. sagen, daß niemand schuld daran ist, daß Sie die Infektion haben, und daß es an sich auch kein Maßstab für Ihren persönlichen Wert ist, sie zu haben, aber was von nun an passiert, ist Ihre Sache – nicht die irgendwelcher sozialer, ärztlicher oder kommunaler Stellen. Sie sind für Ihren Körper verantwortlich und dafür, was mit ihm geschieht – alles, was an medizinischen Maßnahmen oder an sozialen und persönlichen Änderungen geschieht, hängt zu einem gewissen Maß von Ihren Entscheidungen ab. Die Statistiken über den Verlauf von Krankheiten waren schon längst berechnet und aufgestellt, bevor Sie in der medizinischen Szene auftauchten – sie beziehen sich auf Gruppen von Menschen, nicht auf einzelne Individuen wie Sie. Die Hauptverantwortung für Ihre Zukunft liegt bei Ihnen, nicht beim Virus, beim Krankenhaus oder bei der Gesellschaft. So ist es selbstverständlich auch ein Teil des Prozesses, selbst Verantwortung für sich und seine Angelegenheiten zu übernehmen, daß Sie sich informieren, was Sie haben und wie Sie damit umgehen können. Dazu müssen Sie mit Ihren Ärzten sprechen – sie werden Ihnen gerne alles sagen, was sie wissen. Außerdem sind Gespräche ja – wie wir gesehen haben – ein gutes Mittel, die Entwicklung von Depressionen zu bekämpfen.

Unternehmen Sie mehr!

Depressive Menschen ziehen sich oft in sich zurück und werden dadurch zunehmend inaktiv. Diese Inaktivität kann sogar so normale Tätigkeiten umfassen, wie sich anzuziehen, sich zu waschen und zu essen. Es ist daher lebensnotwendig, daß man beginnt, wieder mehr zu tun; selbst bei einfachen Aufgaben kann man sich selbst (und anderen, die sich vielleicht um einen sorgen) zeigen, was man kann. Nichts hält Sie auch davon ab, größere Unternehmungen zu planen; Sie sollten aber in dieser Phase darauf achten, daß Sie geplante Projekte in realistische, machbare Abschnitte unterteilen, die Sie in einer relativ kurzen Zeit zustande bringen können.

Am besten ist es vielleicht, wenn man sich zunächst eine Liste von häuslichen Pflichten zusammenstellt, die man erledigen möchte. Machen Sie sich keine Sorgen, wenn Ihnen die Liste lang vorkommt – schon mit dem Aufschreiben der einzelnen Punkte haben Sie bereits begonnen, die Dinge zu erledigen. Reservieren Sie sich für jeden Tag eine oder zwei kleinere Aufgaben – nichts riesiges, sondern gerade groß genug, um Sie etwas in Schwung zu setzen. Versuchen Sie, die größeren und vielfältigeren Aufgaben auf Ihrer Liste in kleinere Unteraufgaben zu unterteilen, die Sie einzeln angehen können. Vielleicht brauchen Sie auch die Hilfe anderer, um die Teile passend und in der richtigen Reihenfolge zusammenzufügen. Verlieren Sie nicht den Mut, wenn sich Ihnen Hindernisse in den Weg stellen. Sie bedeuten nichts weiter, als daß Hindernisse eben manchmal auftauchen!

Der Grund, warum Sie aktiv sein sollen, ist der, daß Sie sich um so besser fühlen werden, je mehr Sie unternehmen. Sie verdienen sich selbst auf diese Weise wieder Anerkennung und die Befriedigung zu wissen, daß Sie endlich die Dinge wieder schaffen können.

Planen Sie auch Ihre Anerkennung!

Vergessen Sie nicht, daß Sie sich auch Raum für Vergnügungen lassen sollten, während Sie die Dinge erledigen, die erledigt werden müssen. Sich den Kopf über Vergnügungen zu zerbrechen, mag Ihnen im Moment vielleicht frivol erscheinen, aber die Erfahrung hat gezeigt, daß depressive Menschen oft erst wieder lernen müssen, sich zu amüsieren. Schauen Sie sich einen Film an, sehen Sie fern oder hören Sie Musik, nachdem Sie die Wäsche gewaschen haben. Es ist wichtig, unangenehme Pflichten mit angenehmen Dingen zu verbinden. Machen Sie sich auch hier eine Liste von Dingen, die Sie wirklich gerne tun (oder taten) – das ist auf alle Fälle ein nützlicher Start.

Charles, einer meiner Patienten mit AIDS, fand Spazierengehen eine erfreuliche Tätigkeit. So ging er jeden Tag eine Zeitlang da, wo er wohnte, auf dem Land spazieren.

»Ich überwand meine erste Depression, als ich in einer bestimmten Gegend in der Nähe meiner Wohnung spazieren ging. Ich weiß nicht genau, was damals geschah, aber plötzlich überkam mich ein Gefühl von Stärke. Ich habe diesen Ort seither dazu benutzt, mir in ähnlichen Situationen zu helfen. Zusammen mit meinen Notizen über besonders glückliche Gedanken oder Zeiten hat mir diese Erfahrung Anhaltspunkte gegeben, auf die ich zurückgreifen kann, wenn ich meine Stimmung heben will.«

Arbeiten Sie wieder!

Wenn es Ihre Gesundheit erlaubt (und Ihr Arbeitgeber oder Ihre Kunden dies zulassen), sollten Sie, sobald Sie können, wieder anfangen zu arbeiten. Die Arbeitsroutine kann zusammen mit der Ablenkung, die sie normalerweise schafft, ein hervorragendes Gegengift gegen die gedankliche Fixierung auf AIDS und HIV sein. Außerdem hilft das verdiente Geld auch. Vergessen Sie aber nicht, Ihre ›Geschichte, warum Sie gefehlt haben‹ parat zu haben, bevor Sie an Ihren Arbeitsplatz zurückkehren (siehe Seite 62).

Ein Wort über Drogen

Viele HIV-Positive mit Depressionen haben berichtet, daß sie die ersten Tage oder Wochen große Mengen Alkohol tranken, um schlafen oder ›vergessen‹ zu können. Der Trugschluß dabei ist, daß die Probleme auch noch da sein werden, wenn Sie wieder aufwachen (Ein Patient sagte kürzlich: ›Ich trinke, um meine Sorgen zu ertränken – aber seit einiger Zeit haben sie schwimmen gelernt.‹), und man wacht oft mit schrecklichen Kopfschmerzen auf! Außerdem kostet Alkohol Geld und ist in größeren Mengen gesundheitschädlich. Eine weitere Schwierigkeit, Depressionen mit Alkohol ›zu bekämpfen‹, liegt darin, daß Alkohol selbst Depressionen verursacht. Soviel zu diesem Problem. Andere Entspannungsdrogen zeigen bessere Kurzzeiteffekte, aber sie sind auch schlecht für die Gesundheit (vergessen Sie nicht, daß Sie ein geschwächtes Immunsystem haben). Als allgemeine Regel läßt sich folgendes sagen:

›Passen Sie auf sich auf – amüsieren Sie sich, aber in Maßen‹

Menschen mit schweren Depressionen brauchen vielleicht eine Behandlung mit Medikamenten, sog. Antidepressiva; dies ist besonders notwendig, wenn Selbstmordgefahr besteht oder wenn Probleme mit Zwangsvorstellungen hinzukommen (siehe unten). Antidepressiva sollten nicht leichtfertig genommen werden. Vor allem sollten sie nicht unkontrolliert eingenommen und/oder wieder abgesetzt werden, je nachdem wie man sich gerade fühlt. Wenn sie wirksam eingesetzt werden sollen, müssen sie über einen Zeitraum von mehreren Monaten regelmäßig genommen und dann langsam abgesetzt werden, wenn die Depression sich gebessert hat. Bei den meisten Antidepressiva tritt die Wirkung erst nach frühestens drei Wochen ein. Die meisten Antidepressiva haben jedoch Nebenwirkungen, die in den ersten Wochen sehr unangenehm sein können (diese Nebenwirkungen verschwinden im allgemeinen, wenn sich der Körper an das Medikament gewöhnt hat). Aus diesem Grund empfehlen wir meistens, daß die Verschreibung von Antidepressiva in langsam ansteigender Dosierung erfolgt, so daß die Nebenwirkungen minimal gehalten werden können (solche Nebenwirkungen können z.B. ein trockener Mund, Sehstörungen, Muskelkrämpfe und Katergefühle sein).

Für unsere HIV-positiven Patienten sind meistens die sog. trizyklischen Antidepressiva am besten geeignet; manche davon helfen auch bei Angstzuständen und Zwangsvorstellungen. Diese Art von Medikament hat allerdings eine Nebenwirkung, die in manchen Fällen Anlaß zur Besorgnis geben kann: Sie können die Zahl der weißen Blutkörperchen herabsetzen (diesen Zustand nennt man Leukozytopenie). Aus diesem Grund wird Ihr

Arzt, wenn er Ihnen Antidepressiva verschreibt, jeden Monat Ihr Blut untersuchen, um sicherzugehen, daß dieser Effekt bei Ihnen nicht auftritt.

Zwangsvorstellungen

Die Zeichen für eine fast zwanghaft-besessene Grundeinstellung im Zusammenhang mit der AIDS- und HIV-Epidemie kann man leicht sehen – Beispiele hierfür finden sich täglich in den schmutzigeren Produkten der Sensationspresse. Ein zynischer Leser würde sagen, daß diese Fixierung weniger die Angst vor Ansteckung oder die Auswirkungen auf die Gesellschaft allgemein betrifft, sondern vielmehr eine voyeuristische und blutrünstige Besitzergreifung des Privatlebens einiger prominenter Bürger widerspiegelt. Solch bösartige Zurschaustellung von persönlichen und internationalen Tragödien verdient nichts weiter, als in den Papierkorb zu wandern.

Abgesehen von der Mißachtung der Persönlichkeitssphäre und der destruktiven Art solcher ›Nachrichten‹ hat diese schlecht informierte und/oder sensationsgierige Berichterstattung über die HIV-Epidemie noch eine weitere Auswirkung: Viele Menschen – ob sie infiziert sind oder auch nicht – machen sich in einem an Wahn grenzenden Maß Sorgen über die Existenz des Virus in ihrem Körper, da diese Art der Berichterstattung dem Leser beträchtliche Angst vor einer Infektion selbst, den möglichen Folgen und den Risiken, die für andere bestehen, einflößt. Die Folge dabei ist eine Art von Massenkrankheit. Außerdem wird beim Leser auch eine bösartige Haltung gegenüber den bekannten Risikogruppen erzeugt, die dann zu Sündenböcken gemacht werden.

Im Einzelfall ist es in gewisser Weise wichtig, auf der einen Seite zwischen dem Grad der Unruhe und Besorgnis, die der HIV-positive oder -gefährdete Mensch empfindet, wenn er an seine Infektion oder an das Risiko infiziert zu werden denkt, und auf der anderen Seite den Zwangsvorstellungen, die bei Menschen entstehen können, wenn sie nicht in der Lage sind, ihre Verletzlichkeit zur Kenntnis zu nehmen, zu unterscheiden. Z.B. kommen Menschen, die zwanghaft zum Grübeln neigen, immer wieder *unfreiwillig* (nicht kontrollierbare) Gedanken oder Vorstellungen von Krankheit, Verfall und/oder Tod; manchmal verfolgen sie diese Bilder stundenlang ohne Unterbrechung. Die Verzweiflung ist um so schlimmer, da nichts in der Lage zu sein scheint, diese Gedanken oder Bilder zu unterbrechen – frühere Ablenkungen scheinen nicht mehr zu funktionieren, egal wie sehr man auch versucht, die beunruhigenden Gedanken zu vertreiben.

Eine andere Art von zwanghaftem Grübeln ist es z.B., wenn jemand wieder und wieder seine Erinnerungen an seine vergangenen sexuellen Erfahrungen Detail für Detail durchforstet, um herauszubekommen, welche der Ex-Liebhaber Anzeichen von angeschlagener Gesundheit zeigten. Eine weitere, häufig auftretende Art von geistiger Selbstüberprüfung tritt auf, wenn jemand peinlichst genau versucht, herauszufinden, ob er unbeabsichtigt etwas getan hat, womit er Freunde, Familie oder Partner dem Virus ausgesetzt haben könnte (z.B. ob er sich geschnitten hat und dabei geblutet haben könnte, wodurch er andere ›kontaminiert‹ haben könnte).

Es ist nicht verwunderlich, daß der psychische Druck, der bei solchen unfreiwilligen Fixierungen entsteht, zu starker Frustration, Verzweiflung und Not führen kann. Solche Gedanken können den ganzen Tag ausfüllen, und den Grübler völlig erschöpfen. Sie können auch große Probleme in der Partnerschaft heraufbeschwören, besonders wenn der Partner es selbst mit den besten Ermutigungen oder Bemühungen nicht schafft, den Betroffenen von seinen zwanghaften Gedanken, an denen er schier verzweifelt, abzubringen. Eine weitere Schwierigkeit ist, daß solche Zustände oft von schweren Depressionen begleitet werden (wie auch viele andere psychische Symptome, die in diesem Buch besprochen werden und die oft in Kombination mit anderen Problemen auftreten).

Ein zusätzliches Zwangssymptom liegt dann noch vor, wenn dieses Grübeln gleichzeitig mit zwanghaften Handlungen auftritt (oder besser – dazu führt), wie etwa Überprüfen, Wiederholen und Zählen. Zwangsvorstellungen führen typischerweise zu unfreiwilligen, auf HIV fixierte Gedanken, die wiederum beim Betroffenen solche Ängste auslösen, daß er meint, diese Ängste durch zwanghafte Handlungen reduzieren zu können. Z.B.:

»Frau D. war überzeugt, daß sie sich bei einer kurzen Affäre mit einem Nachbarn mit HIV angesteckt habe. Sie regte sich besonders über diese Möglichkeit auf, wenn sie Berichte über AIDS in der Zeitung las. Ihre Gedanken über das Thema wurden mit der Zeit immun gegen jegliche Ablenkung und führten zu so großer Verzweiflung, daß sie sich nur kurzzeitig Erleichterung von ihrer Angst verschaffen konnte, wenn sie sich auszog und sich von Kopf bis Fuß vor dem Schlafzimmerspiegel untersuchte. Wenn sie damit fertig war, war sie ein oder zwei Stunden lang beruhigt ... bis die Gedanken wiederkamen und sie wieder anfangen mußte, ihren Körper zu untersuchen.«

Noch ein Beispiel:

»Herr K., ein junger Bluter mit HIV-Infektion wurde sehr schnell von dem Gedanken beherrscht, AIDS zu bekommen. Zeitungsberichte hatten mit ihren angsteinflößenden und pessimistischen Geschichten seine Ängste noch vergrößert, und obwohl er versuchte, der Macht und den Sorgen, die solche Ängste schaffen, zu widerstehen, wurde er einfach mürbe und begann, jeden Tag Stunden damit zuzubringen, seinen Körper auf Anzeichen für das Kaposi-Sarkom oder Hautunreinheiten, die durch andere Infektionen verursacht werden, zu untersuchen. Wenn er bei seiner täglichen Untersuchung unterbrochen wurde (bei der er auch alle Sommersprossen und Muttermale zählte, damit er erkannte, wenn eins mehr da war), mußte er noch einmal ganz von vorne anfangen.«

Vielen Patienten ist aufgefallen, daß Zwangszustände vor allem dann auftreten, wenn sie Zeit haben, über ihre Situation nachzudenken. Wenn sie eine Arbeit haben, die geistige Anstrengung und ein gewisses Maß an Konzentration erfordert (besonders in Berufen, die Kontakt mit anderen Menschen bedingen), treten ihre Zwangsvorstellungen zurück, und sie sind eine Weile frei von ihren Sorgen. Dies ist ein weiterer wichtiger Grund, warum HIV-positive Menschen versuchen sollten, zu arbeiten, solange sie können (wenn sie einen Arbeitsplatz zu der Zeit, in der ihre Infektion oder Krankheit entdeckt wurde, haben). Zeit zum Nachdenken ist Zeit für Sorgen!

Bei manchen Menschen ist allerdings die Gewalt ihrer Zwangsvorstellungen so stark, daß sie einfach nicht mehr arbeiten können. Ihre verzweifelten Gedanken machen es ihnen geradezu unmöglich, irgendwelche kreativen oder schwierigeren Handlungen auszuführen. Dieser Effekt ist nicht neu. Als in den frühen 80er Jahren viele Frauenzeitschriften Artikel über Brustkrebs – und darüber, wie man ihn selbst diagnostizieren kann – herausbrachten, kamen zu vielen Ärzten aus allen Teilen des Landes Frauen, die überzeugt waren, sie hätten Brustkrebs bei sich entdeckt, und die Zwangsvorstellungen über die mögliche Entwicklung dieses Krebses bei sich hatten. Ähnliche Effekte zeigten sich, wenn andere Krankheiten plötzlich von den Medien aufgegriffen wurden, wie etwa die Legionärskrankheit, Herpes oder das maligne Melanom.

Man darf dabei nicht vergessen, daß bis zu einem gewissen Grad Zwangsvorstellungen normal sind bei jemand, dem erst vor kurzem mitgeteilt wurde, er sei HIV-positiv oder er habe eine HIV-Krankheit. Diese zwanghaften Sorgen lassen allmählich nach – mit wachsendem Verständnis für die Situation und mit wachsendem Vertrauen in die persönliche Entscheidungsfähigkeit und Handhabung der Ereignisse. Wenn als Folge der Diagnosestellung Zwangsvorstellungen auftreten, verschwinden diese in einem Drittel aller Fälle mit der Zeit von selbst, ohne daß eine Behandlung eingeleitet werden muß.

Es gibt noch eine weitere Art von Zwangsvorstellungen, die in Verbindung mit HIV auftritt, nämlich die, unbedingt von der Infektion oder Krankheit geheilt zu werden. Bei manchen Menschen spielt sich das z. B. so ab, daß sie sich sklavisch an bestimmte Riten einer ›emotionalen Reinigung‹ halten, die dazu dienen sollen, den Streß zu verringern und die immunologische Entwicklung zu verbessern. Bei anderen bewirkt es eine Tyrannei des ›positiven Denkens‹, wobei sich die Menschen dazu ›zwingen‹, um jeden Preis ›positiv‹ zu denken, und jedes ›Abgleiten‹ in Besorgnis oder Trauer als einschneidendes Versagen werten (ich vermute, daß auch viele Angehörige in diese Falle geraten sind). Außerdem gibt es noch das sklavische Befolgen von ›Antikrebs‹- oder ›Anti-AIDS‹-Gesundheits- und Ernährungsplänen, was auch in eine Art zwanghaften Verhaltens ausarten kann. Es ist leicht zu verstehen, warum Menschen, denen die Bedrohung der HIV-Infektion im Nacken sitzt, jedes Abweichen von geplanten Wegen als bedeutsam und ernst ansehen – immerhin klammern sich hier Menschen an Werte und Aktivitäten, die sie als möglicherweise lebensrettend ansehen und auf die sie verzweifelt hoffen. Allerdings haben mir auch viele ›alte Kämpfer‹ in den letzten paar Jahren erzählt, daß jeglicher Plan, der nicht ein gewisses Maß an Flexibilität oder Raum für Entspannung (oder sogar vergnügliche ›Ferien‹ vom Plan) zuläßt, selbst wohl schon Streß erzeugt. Wir sind menschliche Wesen und keine Maschinen, und von niemandem kann ernsthaft erwartet werden, daß er immer alles richtig macht. Ihre Pläne für ein gesundes Leben sind dazu da, Ihnen gut zu tun, und nicht, um Sie noch mehr einzuengen und zu quälen. Das Fazit ist folgendes: Gehen Sie vorsichtig mit sich und Ihrem Leben um, aber gewähren Sie sich auch Handlungsspielraum und gönnen Sie sich einen Winkel für Ihre menschliche Verletzlichkeit!

Was man gegen Zwangssymptome tun kann

Besprechen Sie Ihre Sorgen über körperliche Symptome mit Ihrem Arzt! Bei vielen Menschen werden zwanghafte Sorgen durch das Auftreten körperlicher ›Symptome‹ ausgelöst, von denen sie glauben, daß sie entweder mit ihrer Infektion, die ansonsten symptomlos ist, in Verbindung stehen oder daß sie auf eine Verschlechterung ihrer Krankheit hindeuten. Es bringt nichts, sich über solche Dinge Sorgen zu machen – fragen Sie Ihren Arzt. Wenn man davon ausgeht, daß viele Menschen im Zusammenhang mit ihrer Infektion stark unter Ängsten leiden, ist es ziemlich wahrscheinlich, daß die körperlichen Beschwerden, die die Besorgnis hervorrufen, auf Angst zurückzuführen sind (Angstsymptome werden auf S. 93 ausgiebig beschrieben). Eine Reihe von in Amerika durchgeführten Untersuchungen hat gezeigt, daß die stärksten Angstzustände (und ihre körperlichen Symptome) am häufigsten bei Menschen auftreten, die zwar Symptome der HIV-Infektion, aber kein AIDS haben (wie z. B. PGL und/oder ARC). Man erklärt sich dieses Ergebnis so, daß bei diesen Menschen die Unsicherheit am größten ist – das Auftreten von bestimmten Symptomen der Infektion schafft Unsicherheit und Besorgnis darüber, daß sich diese Symptome noch verschlimmern könnten. Menschen, die infiziert sind, aber keine Symptome haben, haben diese Ängste weniger, und Menschen mit AIDS kennen ihren Feind genauer – ihre Unsicherheit hat konkrete Anhaltspunkte.

Den meisten Menschen genügt der Sachverstand und Rat ihres Arztes, um Sorgen über das Auftreten kleinerer körperlicher Symptome zu zerstreuen. Manchen Menschen hilft dies aber nur vorübergehend; sie befinden sich schon nach kurzer Zeit wieder in ihrem Teufelskreis – dies ist besonders dann der Fall, wenn ihnen, seit sie das letzte Mal ihren Arzt oder Betreuer gesehen haben, wieder ein entsprechender Zeitungsbericht über AIDS untergekommen ist.

Meiden Sie Medienberichte über AIDS und HIV!

Da Verzweiflung und Zwangsvorstellungen zu einem Großteil auf die Darstellung (und Verzerrung) von AIDS und HIV-Infektionen in der Presse zurückgehen, scheint es das Vernünftigste zu sein, sich einfach nicht solchen Berichten, die einen aus der Fassung bringen, auszusetzen. Leider haben Menschen schon oft viel Zeit und Mühe darauf verwendet, ihr Selbstvertrauen aufzubauen und Angst- und Streßsymptome zu überwinden, um nun diese Erfolge dann durch düstere, ungenaue oder hysterische Zeitungsberichte wieder untergraben zu lassen. Ihre Verzweiflung und Frustration wurde natürlich auch von den Angehörigen gespürt, und viele Beziehungen sind schon an Streß und immer wiederkehrenden Zwangssymptomen zerbrochen.

Üben Sie, sich abzulenken!

Im vorhergegangenen Abschnitt über Depressionen befand sich ein Zitat von Charles über seinen ›besonderen Ort‹, an den er geht, wenn er moralische Unterstützung braucht. Außerdem wurden im Abschnitt über Angstzustände (s. S. 91 ff) ›Flash-cards‹ und ›Ego-Verstärker‹ als Möglichkeiten erwähnt, sich von seinen düsteren oder angsteinflößenden Gedanken abzulenken. Obwohl in diesem Abschnitt betont wurde, daß es oft nicht möglich ist, sein Denken von Zwangsvorstellungen oder -bildern abzulenken, kann es trotzdem helfen, wenn man sich ein ›Gegenritual‹ für Zeiten, in denen solche Gedanken häufig auftreten, zurechtlegt. Ein Patient erzählte kürzlich, daß seine Zwangsvorstellungen ihn nicht allzusehr plagen, solange er den Tag sorgfältig verplant hat, daß er aber immer etwas zu tun oder zu denken parat haben muß für Krisenzeiten.

Um wirksame Alternativen bereithalten zu können, müssen Sie natürlich zuerst herausfinden, wann Sie diese brauchen. Wenn Sie sich Notizen darüber machen, wann die Zwangsvorstellungen Sie heimsuchen, oder wenn Sie schwierige Zeiten der letzten paar Wochen noch einmal überdenken, sollte es eigentlich nicht schwierig sein, dies herauszufinden.

Vermeiden Sie zu lange Beschäftigung mit Ihrem Körper!

Menschen, die von ihren Zwangsvorstellungen dazu gezwungen werden, ihren Körper ständig zu untersuchen oder andere zwanghafte Handlungen auszuführen, kann es helfen, sich ein Zeitlimit vorzugeben, innerhalb dessen sie ihren Körper untersuchen, um so zumindest die benötigte Zeit gering zu halten. Dies kann auf verschiedene Arten geschehen. Als erstes sollten Sie sich, wie oben beschrieben, auf die Krisenzeiten vorbereiten. Wenn der zwanghafte Drang dann auftritt, widerstehen Sie der Versuchung, sich mehr als einmal zu untersuchen. Dann könnten Sie eine Liste von den Körperregionen machen, die Sie untersuchen wollen, wobei Sie jede Körperregion jeweils abhaken sollten, wenn Sie damit fertig sind (Sie sollten sich für jede Region eine bestimmte Zeit zur Untersuchung fest vorgeben, z.B. 30 Sekunden). Eine weitere Möglichkeit der Reduzierung ist, daß Sie Ihren Körper jeden Tag nur einmal zu einer bestimmten Zeit untersuchen und so im Laufe der Zeit die Anzahl der Untersuchungen verringern. Diese Zeiten kann man natürlich günstig so legen, daß man sich beim Baden, Anziehen oder Ausziehen, bevor man ins Bett geht, untersucht.

Medikamentöse Behandlung

Für Menschen, die solche Maßnahmen ohne Erfolg versucht haben, verbleibt oft nur noch eine medikamentöse Behandlung mit Antidepressiva, um die Zwangsvorstellungen in den Griff zu bekommen. Dies ist besonders dann der Fall, wenn die betroffene Person zusätzlich noch unter schweren Depressionen leidet (viele Menschen bekommen auch Zwangsvorstellungen, nachdem sie eine Zeitlang unablässlich an Depressionen gelitten haben). Das Antidepressivum Clomipramin (Anafranil) hat sich bei zwanghaften Störungen als gut wirksam erwiesen, obwohl seine Wirkung nicht unbedingt garantiert werden kann. Außerdem darf man auch nicht vergessen, die weißen Blutkörperchen während einer solchen Behandlung zu überwachen, da bei manchen Menschen eine Leukozytopenie auftreten kann.

Selbstmord

Selbstmord kann bei AIDS-Patienten auf ganz subtile Art und Weise erfolgen.

Ein bekannter englischer Schriftsteller hat einmal gesagt, daß die einzigen lohnenden Themen in Gesprächen Erwachsener Sex und Tod seien. Obwohl dem viele Leute nicht unbedingt zustimmen werden, geht aus Gesprächen mit HIV-positiven Menschen ganz klar hervor, daß Sex und Tod zumindest in der ersten Zeit nach der Diagnosestellung die beiden wichtigsten Themen sind, über die sich diese Menschen Gedanken machen – besonders dann, wenn die Krankheit schon zum Ausbruch gekommen ist.

Man darf nicht vergessen, daß Selbstmordgedanken eine häufig vorkommende und ganz normale Reaktion auf unvermeidbar lebensbedrohliche Nachrichten sind. Zahllose Patienten haben einige Monate, nachdem ihnen ihre Diagnose mitgeteilt wurde, Aussagen gemacht wie: ›Ich habe die ganze Zeit gedacht, daß ich mich lieber jetzt selbst umbringe, als daß ich es das Virus allmählich tun lasse‹. Solche Gefühle werden durch sensationsgierige Zeitungsüberschriften, in denen Tod und Verfall vorherrschen, noch verstärkt. Die Spekulationen und die Hetzjagd der nach Aufmerksamkeit heischenden Medien können das Leben eines HIV-positiven Menschen in eine Welt voll gnadenloser, morbider Untergangsstimmung verwandeln, in der die Möglichkeit des Selbstmordes als ein friedvoller Rückzug erscheinen kann.

Man darf auch nicht vergessen, daß zu der Zeit, in der dieses Buch geschrieben wurde, noch kein Impfstoff oder Heilmittel gegen die HIV-Infektion gefunden war oder auch nur greifbar erschien, so daß die Spekulationen dahingingen, daß *alle* HIV-positiven Menschen früher oder später AIDS bekommen oder an Demenz erkranken würden*). Viele Menschen sind der Meinung, daß die Würde eines selbstbestimmten Todes der Aussicht auf einen würdelosen Verfall vorzuziehen sei. Trotzdem zeigt die Erfahrung vieler Ärzte und Berater, die auf dem Gebiet der HIV-Infektion und -Krankheit arbeiten, daß Selbstmord relativ selten auftritt. Wie in diesem Buch an anderer Stelle schon erwähnt, wollen Menschen mit HIV und AIDS *leben*!

Es gibt bei seropositiven Menschen und bei ihren (seropositiven) Partnern und Angehörigen viele Hinweise, die auf eine Selbstmordgefahr

*) Auch die therapeutischen Möglichkeiten, die in den letzten Jahren entwickelt wurden und durch die man glaubte, das Fortschreiten der Erkrankung aufhalten oder zumindest verlangsamen zu können, haben an dieser Aussage im Prinzip nichts geändert. (MB)

hindeuten. Untersuchungen über Menschen, die Selbstmordversuche begangen haben, zeigen, daß sich meist die folgenden Motive und Andeutungen hinter ihren Versuchen verbergen:

- Kürzlich erfolgte Ehescheidung, Trennung vom oder Verlust des Partners
- Drohender Verlust eines geliebten Menschen
- Allein leben
- Gesellschaftliche Isolation
- Finanzielle Probleme
- Schlechter Gesundheitszustand
- Arbeitslosigkeit oder Pensionierung
- Verletzende Streitereien in der Beziehung
- Behindernde unheilbare Krankheit
- Depressionen
- Alkohol und/oder Drogenabhängigkeit
- Organische Zerebralsyndrome
- Vorhergegangene Selbstmordversuche (besonders häufig im Verlauf der letzten zwölf Monate)
- Warnungen vor oder Gespräche über Selbstmord
- Vorbereitung von Vorkehrungen für einen Suizid, Abschiedsbriefe, Testament, Versicherungspolicen.

Wenn man die Anzahl der Themen in der obigen Liste betrachtet, die für das oft erst seit kurzem turbulente Leben eines Menschen, dem gerade ein positiver Antikörperbefund oder die Diagnose einer HIV-Krankheit mitgeteilt wurde, relevant sind, kann es einen geradezu überraschen, daß die Selbstmordraten bei diesen Menschen nicht höher liegen.

Viele der Menschen, mit denen ich gesprochen habe, sagten, daß die Selbstmordgedanken hauptsächlich dann nachgelassen haben, nachdem sie mehr Informationen über ihre Situation bekommen hatten. Aber obwohl die Art und Weise, wie HIV-positive Menschen beraten und über die Bedeutung von HIV in Bezug auf ihr Leben informiert werden, in den letzten Jahren wesentlich verbessert wurde, kommt es trotzdem nicht selten vor, daß Menschen über ihre gesundheitliche Situation und deren Auswirkungen im dunkeln gelassen werden.

In der Schockphase, die unmittelbar auf die Befund- oder Diagnosemitteilung folgt, ist es natürlich wahrscheinlicher, daß spontan ein Selbstmord durchgeführt wird – z. B. nach einer Phase, in der der Patient stark getrunken hat. Es ist auch klar, daß die meisten Selbstmordversuche im Zusammenhang mit chronischen Depressionen verübt werden; daher ist es gerade aus diesem Grund sinnvoll, depressive Menschen im Auge zu behalten. Ein AIDS-Patient hat einmal gesagt, daß die Vernachlässigung der eigenen Pflege, die Vernachlässigung der Nahrungsaufnahme und der allgemeine Rückzug bei Depressionen eine Art ›schleichender Selbstmord‹, ein langsames Zurückziehen aus dem Leben seien.

Es ist bereits erwähnt worden, daß die Äußerung von Selbstmordgedanken nicht notwendigerweise auch bedeutet, daß jemand sich wirklich umbringen will. Bei vielen Menschen ist das Sprechen über einen selbstbestimmten Tod ihre eigene Art, ihren Wunsch nach völliger persönlicher Kontrolle über ihr Leben auszudrücken, während sie der Frustration, dem Ärger und der Unsicherheit im Zusammenhang mit ihrer Infektion und/oder Krankheit ausgesetzt sind.

In anderen Fällen, in denen sich die Selbstmordgedanken nicht einfach auf den Wunsch nach Selbstzerstörung zurückführen lassen, drükken sie vielleicht den Wunsch aus, keine Last für das Leben von Angehörigen zu sein. Manche Menschen kommen auch auf Selbstmord zu sprechen, weil sie testen wollen, ob ihre Angehörigen bereit sind, ihnen auch dann beizustehen, wenn die Umstände noch schwieriger werden sollten. Solche Gespräche reflektieren die große persönliche Unsicherheit, die HIV wegen seiner gesellschaftlichen und beruflichen Konsequenzen für eine ansonsten junge und mobile Gruppe der Gesellschaft auslösen kann. Manche Menschen sprechen auch das Thema Selbstmord an, weil sie sich unsicher über das ›Gesamtbild‹ ihrer Situation sind und über die Reaktion ihrer Angehörigen die ›richtige Erkenntnis‹ über ihre Zukunft herausfinden wollen; dadurch, daß sie ein solches Thema aufbringen, wollen sie Tatsachen ans Licht zerren. Viele Menschen, die die Infektion und/oder Krankheit haben, fürchten sich auch vor zukünftigen Schmerzen; wenn sie von Selbstmord sprechen, kann das auch den Wunsch widerspiegeln, die Schmerzen und die Würdelosigkeit eines eventuellen späteren Verfalls zu umgehen. Viele Patienten entwickeln auch (oft sehr detaillierte) Selbstmordpläne für den Fall, daß ihre Krankheit ein Stadium erreicht, indem sie zu einem Pflegefall und von anderen Menschen abhängig würden. Solche Pläne zu machen beinhaltet ein hohes Maß an Selbstbestimmung und Planung und kann an sich dem Patienten schon helfen, zu erkennen, daß er immer noch ein bedeutendes Maß an Selbstverantwortung hat, egal was in der Zukunft geschehen mag.

Was auch immer die wahren Motive sind, die dahinterstecken, wenn jemand von Selbstmord spricht, *man muß dies immer ernst nehmen.* Viele Mitarbeiter aus den verschiedenen Bereichen der Medizin haben berichtet, daß es oft dann zu Selbstmordversuchen kommt, wenn der Patient erkennt, daß seine Besorgnis über das Sterben nicht ernst genommen oder trivialisiert wird; ein folgender impulsiver Selbstmordversuch soll dann beweisen, daß der Patient meint, was er sagt (selbst wenn er das zum Zeitpunkt, als das Thema zuerst aufgebracht wurde, nicht wirklich so meinte). Bleiben Sie ruhig, während Sie mit dem Patienten ernst über dieses Thema sprechen, verfallen Sie nicht in Panik oder auffallende Besorgnis. Solche Reaktionen helfen dem Patienten nicht, selbstbewußt zu seinen Bewältigungsfähigkeiten oder zu seiner Einstellung seiner Situation gegenüberzustehen. Versuchen Sie, so gut wie möglich zu verstehen, warum der Patient (oder der Angehörige) über Selbstmord spricht, und verwenden Sie diese Information als Grundlage für konstruktive Gegengespräche über die geeignete Behandlung und das günstigste Verhalten in der Zukunft.

Wenn Selbstmordpläne preisgegeben werden, ist es wichtig, daß man mit dem Patienten darüber spricht, warum er solche macht, und ihm versichert, daß man zwar alle nur mögliche medizinischen Hilfen bereitstellen wird, damit er keine Schmerzen oder Demütigungen erleiden muß, daß man aber trotzdem seine Wünsche nach Selbstbestimmung respektieren wird. Manche Patienten, die ins Krankenhaus eingewiesen werden müssen, stellen z. B. klar, daß sie nicht wünschen, weiterbehandelt zu werden, wenn die Krankheit einen bestimmten Stand überschritten hat. Im allgemeinen werden solche Wünsche nach ausführlichen Gesprächen mit dem Patienten und mit Kollegen respektiert (man wird dann jedoch zu Recht dagegen argumentieren, wenn man der Meinung ist, daß eine gute Chance auf eine Erholung von der derzeitigen Krankheitsphase besteht!). Es ist wichtig, daß man sich darüber im klaren ist, daß die Ärzte heutzutage meistens nicht nur die Krankheit an sich im Auge haben, sondern auch die Persönlichkeit des Patienten berücksichtigen, wenn wichtige Entscheidungen über bestimmte Vorgehensweisen bei der Behandlung gepant werden. Außerdem wird glücklicherweise immer öfter erkannt, daß man zwischen einer Verlängerung des Lebens und einer Verlängerung des Sterbens unterscheiden sollte. Früher haben viele Patienten berichtet, daß sie ihren Wunsch nach Selbstzerstörung nur deshalb geäußert haben, weil sie befürchteten, daß das Krankenhauspersonal diese wichtige Unterscheidung nicht verstünde.

Man muß auch immer daran denken, daß der Sachverstand bei Krankenhauspersonal und kommunalen Stellen mit Krankheiten im Zusammenhang mit HIV-Infektionen und die daraus resultierenden Probleme umzugehen, heute weit entwickelt ist. Wenn das Problem Selbstmord ernst und drängend ist, sollten Sie nicht zögern, sich an andere zu wenden, die vielleicht mehr Sachverstand und Erfahrung im Umgang mit ähnlichen Situationen haben – es ist ihre Aufgabe zu helfen.

Ich habe traurige Fälle erlebt, in denen die Angehörigen/Partner von AIDS-Patienten, die die Zeugen des Verfalls ihrer Lieben werden mußten und selbst wußten, daß auch sie seropositiv waren, beschlossen, ihrem Leben ein Ende zu setzen, sobald bei ihnen die Krankheit ausbrechen würde. Ihre Lieben dienten für sie als eine Art Modell dafür, wie es jemandem mit AIDS ergeht – besonders dann, wenn er oder sie erbärmlich oder in großer Trauer und Verzweiflung gestorben ist. Entsprechend sagen sie sich, daß es bei ihnen auch so sein müßte, und sie verüben einen Selbstmord(versuch), um solch einem Ende zu entgehen. Hier zeigt sich die vitale Notwendigkeit, daß diejenigen, die den Partner oder einen Angehörigen durch diese Krankheit verloren haben, eingehende Beratung erhalten sollten – besonders wenn diese selbst auch infiziert sein könnten.

Eine abschließende Bemerkung: in manchen Ländern ist Selbstmord verboten. Wenn man trotzdem Selbstmord begeht oder es zu tun versucht, hat das schwerwiegende finanzielle und gesellschaftliche Folgen. Mögliche Selbstmorde (Menschen, die ihren Tod selbst herbeigeführt haben) werden z. B. beim örtlichen Gericht verhandelt. Dabei ist es möglich, daß der Name des Verstorbenen in die Presse kommt, die dann die Vorgänge der Gerichtsverhandlung so veröffentlichen kann, daß die Namen der Partner, der Familie und der Freunde herausgefunden werden können. Auch werden Lebensversicherungen normalerweise nicht ausgezahlt, wenn jemand erwiesenermaßen Selbstmord begangen hat.

Zudem ist es Ärzten nicht erlaubt, ihre Patienten zu töten. Wenn jemand auf einer Krankenhausstation Selbstmord begeht, kann das Stations- und Krankenhauspersonal leicht in den Verdacht der Beihilfe geraten. Dies kann zu beträchtlichen beruflichen Problemen führen (abgesehen von dem Kummer, den man über den Verlust eines Patienten, um den man sich gekümmert hat, empfindet).

Wenn Sie Selbstmordgedanken hegen, sollten Sie noch einmal versuchen, mit jemandem darüber zu sprechen – immerhin können Sie dabei nur gewinnen.

Auch die zwischenmenschlichen Beziehungen müssen stimmen

Das weite Spektrum an psychologischen Themen, die in diesem Buch schon besprochen wurden, hat eine klare Konsequenz: Sie verändern die Haltung eines HIV-positiven Menschen gegenüber seinen Mitmenschen. So kann z. B. Angst dazu führen, daß sich der Betroffene an Krankenhauspersonal, Partner und/oder Angehörige klammert und eine übermäßige Abhängigkeit entwickelt:

»John, ein 39jähriger Verkäufer, litt unter zunehmender Angst vor möglichen neuen Symptomen seiner Infektion. Er hielt es pedantisch genau mit der persönlichen Hygiene und brach sofort in Tränen aus, wenn er befürchtete, daß sein Partner ihn allein zu Hause lassen würde (sein Partner mußte regelmäßig arbeiten, um den Lebensunterhalt für beide zu verdienen). Außerdem ging John nicht mehr allein aus dem Haus und erwartete, daß sein Partner ihn überall hin begleitete und alles für ihn tun sollte. Sein Partner war bald über Johns Verhalten verärgert, besonders wenn dieser vollkommen ›zusammenzubrechen‹ drohte und unter Tränen bettelte, man solle ihn niemals zu irgendeiner Zeit allein lassen.«

Ähnliche Szenen sind von Krankenhauspersonal und Sozialarbeitern beschrieben worden. Sie führen oft dazu, daß der Partner gänzlich ›das Weite sucht‹ – was dann vorhersehbare Folgen für den Patienten hat. Von Krankenhauspersonal ist auch über angstbeladene Patienten berichtet worden, die jeden Tag anrufen oder vorbeikommen und dabei immer wieder dieselben Fragen stellen oder auch so gut wie gar nichts sagen – sie suchen einfach nur das Vertrauen, das eine verständnisvolle menschliche Gemeinschaft ihnen gibt. Angst scheint auch eine Art von Hypochondrie hervorzurufen, bei der jede noch so geringe körperliche Veränderung vom Patienten als ein sicheres Zeichen für den körperlichen Verfall gewertet wird. Daraus resultieren dann oft zwanghafte Vorstellungen, wie sie auf Seite 133 ff beschrieben werden.

Wut und Ärger sind eine Art von Mörtel, der Barrieren zwischen Menschen festzementiert – besonders dann, wenn diese an anderen ausgelassen werden. Es kommt vor, daß das Krankenhauspersonal Ziel von Beschimpfungen und von oft andauernder kleinlicher Kritik ist. Angehörige, Partner und enge Familienmitglieder sind manchmal reichlich bestürzt über die Wutausbrüche, mit denen sie empfangen werden; dies führt dann oft zu Abneigung und Ärger auf beiden Seiten und endet häufig in zerbrochenen Beziehungen. Meiner Erfahrung nach ist es notwendig, daß man dem Partner ›erlaubt‹, sich eine Zeitlang vom Patienten oder vom Haus abzuwenden, bis der Ärger verflogen ist oder durch Vermittlung von außen zerstreut wurde. Es kann sicherlich helfen, wenn alle Beteiligten wissen, daß Wut eine vorhersehbare Folge von Frustration und Hilflosigkeit ist, die bei vielen Menschen auftritt, nachdem sie von ihrer Infektion oder Krankheit erfahren haben, und daß es meistens falsch ist, die verständliche Äußerung dieser Gefühle persönlich zu nehmen.

Angst, Depressionen, Schuldgefühle und andere mögliche Reaktionen auf lebensbedrohliche Nachrichten sind alle gewaltvoll und können Beziehungen verändern. Beispiele dafür wurden bei Menschen gesehen, die auf die Mitteilung über ihre Infektion mit Schuldgefühlen und der Annahme reagieren, daß das HIV ihnen selbst und besonders auch anderen ihren ›wahren Wert‹ aufzeige. Sie sehen sich selbst fälschlicherweise als ein Beispiel für die ›tadelnswerte‹ Klasse von Menschen, die ein sündhaftes oder schlechtes Leben geführt haben; folglich leiden sie Qualen und ziehen sich zurück. Eine weitere Störung der Beziehungen ist auf körperliche und neurologische Veränderungen und Schädigungen zurückzuführen. Stellen Sie sich z.B. die Auswirkungen einer frühen Demenz, des Verlustes der Sehkraft oder anderer Störungen der Funktionen des zentralen Nervensystems auf die Dynamik einer jungen, kraftvollen Beziehung vor. Inwieweit sind wir darauf vorbereitet, uns vollkommen auf die alltäglichen Schwierigkeiten einzulassen, denen sich z.B. jemand gegenüber sieht, der Darm und Blase nicht mehr kontrollieren kann und Durchfall hat? Die Belastung durch solche Probleme auf eine Beziehung kann überhaupt nicht überschätzt werden.

Depressionen und das Abkapseln seropositiver Patienten sind von besonderem Belang für Angehörige und Partner. Wenn man jeden Tag Stunden mit einem depressiven HIV-positiven Menschen zubringt, kann das zu einem Gefühl der Sinnlosigkeit und der Hilflosigkeit führen. Wenn man, wie viele Menschen das tun, das Virus im Körper des Patienten als eine Art Zeitbombe ansieht, die langsam vor sich hin tickt, bis sie schließlich im Ausbruch der Krankheit explodiert, muß es zwangsläufig zu einem Gefühl der Hilflosigkeit bei den indirekt und direkt Betroffenen kommen. Viele Angehörige, mit denen ich gesprochen habe, berichteten, daß es am schwierigsten sei, mit dem *Verlust der Motivation* fertig zu werden, der eine Folge der Depressionen ist. Alle Vorschläge, die man macht, um den Patienten aufzumuntern oder um ihm Freude zu machen, werden von ihm abgelehnt; alle seine früheren Hobbys oder Interessen lassen ihn kalt – ›nichts lohnt sich mehr‹. Gegenvorschläge scheinen kaum positive Auswirkungen zu haben, sagen die Angehörigen. Schließlich sehen viele Partner und Angehörige nur noch den Ausweg, wegzugehen – als Flucht vor der Tyrannei der Verzweiflung und der Frustration des Selbstmitleids. Dabei besteht auch ein berechtigtes Bedürfnis, wenigstens ab und zu einen Urlaub von der Pein zu haben, die es bereitet, einen geliebten Menschen von einer Krankheit gequält zu sehen, für die niemand eine Heilung weiß. Mehrere Untersuchungen über die Auswirkungen anderer chronischer Krankheiten auf Angehörige haben übereinstimmend gezeigt, daß diese sogar häufiger an Depressionen und psychischen Problemen (einschließlich Alkoholabhängigkeit, Selbstmordversuche, Drogensucht usw.) leiden als die Betroffenen selbst. Es ist daher selbstverständlich, daß Angehörige, die befürchten, in die negative Stimmung und die Verzweiflung des chronisch depressiven Kranken hineingezogen zu werden, die ›Erlaubnis‹ erhalten sollten, sich eine Zeitlang aus dem Geschehen zurückzuziehen; dies ist das Beste für beide Seiten.

Die gleichen psychischen Probleme, die Angehörige von Patienten mit anderen chronischen Krankheiten durchmachen, zeigen sich auch bei vielen Paaren, mit denen ich in Zusammenhang mit HIV und AIDS zu tun hatte. Dafür gibt es wahrscheinlich eine ganze Reihe von Gründen.

Wenn z. B. die Diagnose – aus welchen Gründen auch immer – vor anderen geheimgehalten werden soll, kann der Druck, der entsteht, wenn man den enormen Streß und die Sorgen aufstaut, zu ernsthaften psychischen und physischen Schwierigkeiten führen.

»Emily, einer lebhaften 39jährigen Mutter von zwei Kindern, war aufgefallen, daß sich ihr Mann seit vielen Monaten gesundheitlich nicht sehr fit fühlte, aber sie hatten beide gedacht, daß ihn einfach der Streß in seinem Beruf als Verkäufer ›ausgepumpt‹ habe. Als man ihm schließlich die Diagnose ›AIDS‹ stellte, wurde sie sofort informiert. Sie und ihr Mann beschlossen, die Nachricht für sich zu behalten – schließlich wollten sie nicht, daß ihre Freunde sie oder ihre Kinder meiden würden. Da sie auch befürchteten, daß ihre Kinder in der Schule der Gegenstand von grausamem Tratsch werden würden, sagten sie auch ihnen nichts von der Krankheit. Obwohl sie ein paar Wochen lang ganz gut zusammen zurecht kamen (dem Ehemann ging es immer noch relativ gut, und er arbeitete weiterhin in seinem Beruf), begann schließlich die Besorgnis, ausgelöst durch eine wachsende Flut von pessimistischen Zeitungs- und Fernsehnachrichten über die Krankheit, ihren Tribut zu fordern. Emily schlief immer schlechter, verlor an Gewicht, weil sie sich ständig Sorgen machte und kaum aß, und wurde schließlich ungeduldig mit den Kindern und anderen Leuten, die sie die Woche über traf. Ständige Sorgen über die zukünftige finanzielle Situation wurden zu einer Besessenheit, die zu vielen Streitereien und zunehmendem Mißtrauen führte. Es war klar, daß Emily und ihr Mann auf eine Trennung zusteuerten, obwohl sie das beide ursprünglich gar nicht wollten. Nach zwei

Monaten willigte sie schließlich ein, sich mit ihrem Mann zusammen beraten und ihre eigenen Schwierigkeiten behandeln zu lassen. Eines der wichtigsten Ergebnisse war, daß sie beide zustimmten, daß andere Leute in ihre Situation eingeweiht werden sollten, obwohl sie nicht wollten, daß enge Freunde die genaue Diagnose kannten. Nachdem man sich darauf geeinigt hatte, daß man ›Leukämie‹ als Diagnose angeben wollte, konnten sie ihre Verzweiflung mit Freunden teilen, die ihnen dann auch sofort ihre Hilfe anboten. Jetzt konnten sie wenigstens mit anderen über ihre Ängste umeinander und um die Kinder sprechen und Ausweichpläne für die Zukunft aufstellen. Mit viel Geduld und Zeit begann Emily, sich in der Beziehung wieder etwas sicherer zu fühlen. Schließlich sagte man auch den Kindern, daß ihr Vater schwer krank war; so wurde die Familie in ihren Bemühungen wiedervereinigt, zusammenzuhalten und zu genießen, was ihnen als Gruppe Freude machte.«

Ein weiterer Punkt, der große Probleme für Geliebte oder Ehepartner schaffen kann, ist die Sorge, selbst infiziert und krank zu werden. Solche Sorgen sind begründet, da zwischen 9 und 71 Prozent der regelmäßigen Sexualpartner von HIV-Infizierten angesteckt werden, wenn nicht entsprechende Vorkehrungen beim Geschlechtsverkehr getroffen werden. Dazu fallen einem sofort zwei wichtige Themen ein. Erstens ist es für eine Frau besonders schwerwiegend, wenn sie infiziert wird und noch Kinder haben möchte oder bereits schwanger ist. Die Notwendigkeit, eine Schwangerschaft zu vermeiden oder über ihren Abbruch nachzudenken, ist äußerst wichtig für das Wohl der Mutter und des Kindes. Bei Müttern mit AIDS erfordern die vielfältigen Sorgen um die Versorgung und das Wohlergehen der Kinder in der Gegenwart und Zukunft eine sehr geduldige und einfühlsame Beratung. Dazu kommt noch der unlösbare Konflikt, der dadurch entstehen kann, daß in Zukunft eine Schwangerschaft nicht mehr in Frage kommt. Zweitens besteht, wenn beide Partner infiziert sind, das Problem, daß die AIDS-Krankheit des einen dem anderen als ›Modell‹ dient. In manchen Beziehungen, in denen ein Partner an der chronischen HIV-Krankheit leidet, kann die Art und Weise, wie er oder sie mit der Krankheit umgeht, vom andern als Vorbild genommen werden, wenn sie oder er selbst auch krank wird. Wenn der erste Patient verzweifelt war oder sich nicht angemessen an die veränderten Umstände anpassen konnte, wird eine solche Haltung oft vom zweiten Patienten ›nachgeahmt‹. Auf diese Art wiederholen sich dann die psychischen Probleme, die in der Beziehung bestanden. Zum Glück funktioniert das Ganze auch umgekehrt, wenn der erste Patient gut zurecht kam.

Weitere Belastungen können sich durch die Veränderung der Rollen ergeben, die in einer Beziehung konfrontiert mit HIV oder AIDS auftreten können. Der (Ehe-)Partner kann sich plötzlich vor die Situation gestellt sehen, daß er oder sie die Rolle des häuslichen Organisators, des Hauspsychologen und Beraters, des Geldbeschaffers und des Unterhalters allein spielen muß, während der Partner sich mit seiner neuen Rolle als Patient und medizinische Besonderheit abfinden muß. Manche Beziehungen halten solche Belastungen nicht sehr lange aus und brechen dann leider auseinander. In anderen Fällen wird die Herausforderung einer solchen neuen und hoffentlich zeitlich begrenzten ›Karriere‹ einigermaßen erfolgreich angenommen; die Probleme entstehen oft erst dann, wenn der Patient zu seiner alten Stärke zurückfindet und es plötzlich ›zwei Häuptlinge und keinen Indianer‹ mehr gibt!

Diese Gesichtspunkte machen deutlich, daß Partner (Geliebte, Ehepartner) indirekt genauso, wenn nicht noch mehr, unter der HIV-Infektion und/oder -Krankheit leiden wie der Patient selbst. Ihr Leben ist mit dem gleichen enormen Druck und den gleichen Umwälzungen belastet, während sie warten und hoffen müssen, daß es ihnen nicht schließlich ebenso ergehen wird wie dem Betroffenen. Dieses Warten schafft eine ganz besondere Art von Unsicherheit, wobei für sie der Ausgang schon deutlich und unvermeidbar vorgezeichnet zu sein scheint. Daher ist es auch nicht erstaunlich, daß sie unter den gleichen psychischen Problemen leiden wie ihre Partner. Gleichzeitig leiden sie aber stärker, weil ihre Partner wenigstens wissen, wer letztendlich ihr Feind ist.

Eine weitere Belastung für die (Ehe-)Partner ist oft der Mangel an offener und klarer Aussprache über die Infektion oder Krankheit, der die verschiedensten Gründe als Ursache haben kann. Manche Menschen möchten z.B. nicht über ihre Krankheit sprechen, da sie ihren Partner nicht unnötig belasten und ängstigen wollen; diese Menschen gehen davon aus, daß, wenn sie nicht von HIV sprechen, keiner daran denkt und die Angst damit leichter erträglich wird. Leider ist diese Annahme nahezu immer falsch. Beide Partner platzen fast unter dem Drang, offen reden zu wollen, aber jeder fürchtet die möglichen Auswirkungen, die das auf den anderen haben könnte.

Noch ein Grund, warum manche Menschen mit ihrem (Ehe-)Partner nicht über ihre Situation sprechen wollen, ist, daß sie Angst haben, ihren Partner zu langweilen, wenn sie ständig das gleiche Thema breittreten. Es ist klar, daß viele der Fragen, die Krankheiten im Zusammenhang mit HIV und AIDS aufwerfen, nicht beantwortet werden können – z.B. ob die Krankheit sich verschlimmern wird. Und für bestimmte Probleme – wie z.B. die Auswirkungen auf die Kinder, die Frage, ob man weiterarbeiten soll oder nicht usw. – gibt es keine Patentlösungen, die man einfach anwenden kann, um die Unsicherheit zu beenden. Daher ist es auch nicht überraschend, daß solche Fragen immer wieder mit der sich auf und ab bewegenden gesundheitlichen Verfassung auftauchen.

Außerdem sprechen manche Menschen auch deshalb nicht über ihren Zustand, weil sie einfach nicht wissen, was sie darüber sagen sollen. Sie sind schlecht informiert oder depressiv, oder sie sind zu sehr schockiert, um sich den Themen, die da aufkommen, zu stellen. Ich kenne viele Menschen, die es einfach deshalb vermeiden, über ihre Krankheit oder Infektion zu sprechen, weil sie das zu sehr aufregt. Sie versuchen, der Verzweiflung aus dem Weg zu gehen, indem sie jeglichen Hinweis darauf abblocken und sich ruhig verhalten. Aus demselben Grund verhalten sich auch viele Partner ebenso. In erweitertem Ausmaß zeigt sich diese Situation manchmal bei Menschen, die immer schon psychisch empfindlich gewesen sind (die z.B. psychische Probleme wie chronische Angst, Depressionen oder Schwierigkeiten, eine feste Beziehung einzugehen, hatten), die es aber immer geschafft haben, dies zu verbergen oder unter Kontrolle zu halten – sie konnten trotz ihres Problems ›normal funktionieren‹. Wenn diese Menschen erfahren, daß sie eine HIV-Infektion oder -Krankheit haben, kann ihr im Untergrund gehaltenes Problem plötzlich hervorbrechen, indem es sich drastisch verschlimmert und so ans Licht tritt. Solche Menschen können katastrophal reagieren, und jede weitere Erinnerung an ihre Situation in Form von Medienberichten, Gesprächen oder Bemerkungen von Freunden erzeugen weitere emotionale Ausbrüche. Diese besondere Verletzlichkeit veranlaßt sie und ihre Partner, sich fast vollkommen zu verschließen, um diese zusätzliche Verzweiflung zu vermeiden.

Schließlich gibt es noch diejenigen, die ihre Diagnose oder Infektion als Barriere benutzen. Die Mitteilung wird (offen oder versteckt) als Rechtfertigung hergenommen, um andere nicht an sich herankommen zu lassen – sie kann ›helfen‹, die emotionale Isolation, die immer typisch für diesen Patienten gewesen ist, aufrechtzuerhalten und sich die Leute vom Leib zu halten, die ihnen sonst zu nahe kommen und sie dem grausamen Spiel des Geliebt- oder Gemochtwerdens aussetzen könnten.

Die Sexualpartner mit einbeziehen

Es gibt gute Gründe dafür, warum man seine Partner mit in seine Probleme einbeziehen sollte (besonders wenn eine sexuelle Beziehung fortbesteht) und sie nicht aus dem Gespräch über die Umstände der Krankheit oder Infektion ausklammert:

1. Um gegenseitiges Verständnis für die Anpassungen des Sexualverhaltens zu entwickeln, die sicherstellen, daß die Infektion nicht übertragen wird (siehe Seite 72ff);
2. Um in gegenseitigem Einverständnis zweckmäßige Maßnahmen in der häuslichen Hygiene zu entwickeln (z. B. für den Fall von häuslichen Unfällen, bei denen Körperflüssigkeiten vergossen werden – siehe Seite 75);
3. Um etwaige Ängste bezüglich der Ansteckungsgefahr durch den Patienten und der Übertragbarkeit des Virus zu klären (z. B. durch gemeinsam verwendete Utensilien, Bettücher usw. – siehe Seite 74ff);
4. Um den Partner in den Stand zu versetzen, Fragen von Freunden und Kollegen, die von der Situation des Patienten wissen, selbstbewußt zu beantworten und die Bedürfnisse des Patienten in eine Sprache, die sie verstehen, umzusetzen;
5. Um den Partner mit Informationen über die physischen, psychischen und emotionalen Veränderungen und Bedürfnisse, die der Patient durchmacht, versorgen zu können, damit die Nähe und das gegenseitige Verständnis erhalten bleibt und es nicht zu Mißverständnissen kommt (siehe oben);
6. Um dem Geliebten/Partner zu helfen, ein vertrauensvoller ›Haustherapeut und -berater‹ zu werden, der Krankenhaus, Ärzten und Beratern zusätzliche lebenswichtige Informationen über das Befinden des Patienten geben kann und über seine Fähigkeit, mit der Situation fertig zu werden, und der gleichzeitig die Schwierigkeiten zu Hause wirksam in den Griff bekommt. (Eine der fortwährenden Ängste, die Patienten nennen, ist die, ob der Partner in der Lage ist, zu Hause mit ihnen zurecht zu kommen – Hilfestellungen durch einen Sozialarbeiter oder Arzt können hier viel dazu beitragen, daß der Partner die Lage bewältigt, und damit auch helfen, dem Patienten seine Angst zu nehmen.)
7. Um die Bereitschaft des Patienten zu erhalten, mit den medizinischen Stellen und dem Krankenhauspersonal in Verbindung zu bleiben. Es zeigt sich oft, daß das Maß und die Qualität des Kontakts zum Patienten oft verbessert werden, wenn der Partner in den Beratungsprozeß einbezogen ist.

Dies sind wirklich vernünftige Gründe, warum man den Partner und andere Angehörige unbedingt einbeziehen sollte, aber es ist noch nicht alles. Kurz gesagt, wenn ein dauerndes Einverständnis besteht, bei regelmäßigen Gesprächen Informationen auszutauschen und zu teilen, können Partner eine Stärke in ihrer Fürsorge und ihrer Entschlossenheit gegenüber

HIV entwickeln, die wiederum die Fähigkeit zur Bewältigung der anstehenden Probleme zusätzlich und vital stärkt. Charles, ein ständiges Mitglied der ›People with AIDS‹-Gruppe drückte das folgendermaßen aus:

»Diejenigen, die einem am nächsten stehen, versuchen manchmal, einen zu schützen und abzuschirmen, indem sie nicht darüber sprechen, wie *sie* die Situation empfinden. Aber mein Wohlergehen wird durch das Wohlergehen derer, die um mich herum sind, ins Gleichgewicht gebracht, und es ist wichtig, daß wir alle offen miteinander sind und der Zukunft gemeinsam begegnen.«

Es ist wichtig, auch zu erkennen, daß jede Beziehung ihre eigenen Bewältigungsmuster und Kommunikationsstile hat. Man kann z. B. beobachten, daß manche Beziehungen enger und gefühlsbetonter werden, wenn über eine schwere Krankheit und ihre möglichen Folgen weniger offen gesprochen wird (vielleicht weil zwischen den Partnern ein stummes Verständnis besteht, bei dem Worte nicht nötig sind, oder weil die Angst vor Verlust zunimmt). Andere Beziehungen brauchen einen neutralen Vermittler, damit sich positive Gespräche über im Innern zurückgehaltene Gefühle entwickeln können. Im großen und ganzen gilt aber auch hier wieder die allgemeine Beobachtung, die das ganze Buch hindurch wiederholt mitgeteilt wurde, daß nämlich offene Gespräche über wichtige Belange in der Regel die besten Ergebnisse bringen. Gespräche helfen beim schmerzhaften Prozeß des Akzeptierens, und Akzeptanz ist ein grundsätzlicher Schritt hin zu einer psychischen Harmonie, die die ›alten Kämpfer‹ der HIV-Infektion und -Krankheit anscheinend alle besitzen. Dies kann neben den offensichtlichen Ergebnissen auch noch zu anderen interessanten Ergebnissen führen, wie John herausfand:

»Ich habe mich verliebt! Ist es nicht ein ganz sonderbares Paradox, daß die Zeit erst dann reif war für eine romantische Liebesgeschichte – und sogar für meine erste länger dauernde Beziehung –, als ich AIDS bekommen hatte?«

Viele Leute fragen sich, wie sie die Balance zwischen fehlender Kommunikation und zuviel Kommunikation finden sollen. Am zweckmäßigsten löst man dieses Problem, indem man zuerst einmal einräumt, daß Gespräche überhaupt notwendig sind. Der Arzt, der Sozialarbeiter oder der Mitarbeiter der AIDS-Beratungsstelle kann die geeignete Person sein, mit der man den Ball erst einmal ins Rollen bringen kann – er kann einem auch helfen, die ersten wichtigen ›sicheren‹ Gesprächsthemen zu finden. Um den Ball ohne allzuviel Mühe am Rollen zu halten, kann es hilfreich sein, wenn man einen Tip aus der Sexualtherapie befolgt – z. B. daß man sich die Zeit für ernste Gespräche fest einplant. Wenn beide Partner wissen, daß es eine bestimmte Zeit am Tag oder bestimmte Zeiten in der Woche gibt, die für offene Gespräche genutzt werden können, können sie sich darauf vorbereiten und überlegen, was sie sagen wollen oder müssen. Wenn man sich auf bestimmte ›Sprechzeiten‹ festlegt, besteht weniger die Gefahr, daß AIDS-Gespräche ruhige oder harmonische Stunden stören. Man kann dann bestimmte Themen und Sorgen in ›Schubladen‹ wegpacken und wieder hervorholen, wenn die Zeit dazu da ist. So kommt es nicht vor, daß sie wie große schwarze Wolken über dem ganzen restlichen Tag hängen und einen negativen Schatten auf ihn werfen. Auch ist gewährleistet, daß die ›Schublade‹ zu einer bestimmten Zeit überprüft und aufgeräumt wird. Diese Technik hat sich bei vielen Menschen bewährt, die fanden, daß ihre Art, die Sorgen anzuhäufen, die Sache für beide Seiten nur verschlimmerte. Es gibt jedoch eine Einschränkung dabei: Beginnen Sie die ›Sprechzeiten‹ immer mit allgemeinen Freundlichkeiten. Menschen, die an einer HIV-Krankheit leiden, können sehr schnell und ohne offensichtliche Anzeichen sehr müde werden (manchmal können sie das nicht einmal selbst voraussehen). Bevor Sie ermüdende und anstrengende Themen anschneiden, sollten Sie deshalb immer zuerst fragen: ›Wie fühlst du dich?‹, ›Wieviel Energie hast du?‹ oder ›Wie lange glaubst du, kannst du dich unterhalten?‹. Manche Menschen sind vielleicht auf starke Gefühlsbezeugungen nicht genügend vorbereitet oder fühlen sich auch nicht fit genug dafür; es braucht auf beiden Seiten einiges an Urteilsvermögen und Toleranz, um die Folgen offener Gespräche zu verdauen.

Natürlich gibt es auch schwierige Situationen, in denen fehlende Kommunikation auf andere Gründe zurückzuführen ist. Ein häufiges Beispiel dafür ist, daß der infizierte Partner sich beim ›Fremdgehen‹ mit HIV angesteckt hat und sich nun sträubt oder davor fürchtet, es dem regelmäßigen (Ehe-)Partner einzugestehen, (a) weil der andere ihn verlassen könnte und (b) weil er den Gedanken nicht ertragen kann, daß der andere, ohne es zu wissen, auch angesteckt sein könnte. Aber dieser Situation muß man sich stellen – besonders wenn der Partner eine Frau ist und schwanger werden könnte. Das Problem, wie man Patienten dazu ermutigen könnte, ihre Partner einzuweihen, ist in den letzten Jahren in ärztlichen Kreisen heftig diskutiert worden, und die Meinungen darüber scheinen oft unwiderruflich auseinanderzugehen. Meiner Ansicht nach haben wir Ärzte und Beschäftigte im Gesundheitswesen die Pflicht, unsere Patienten so gut, wie wir können, über ihren Zustand zu informieren, aber wir haben keine weiterreichenden Pflichten oder Rechte (z.B. haben wir kein Recht dazu, unseren Patienten etwas zu befehlen oder von ihnen zu fordern, daß sie etwas Bestimmtes tun).

In Fällen, in denen eine feste Beziehung besteht und in denen andere Partner unwissentlich einer Ansteckungsgefahr ausgesetzt sind, ist es nötig, daß die Patienten über mögliche Folgen für ihre Partner aufgeklärt werden, falls diese die Krankheit bekommen und/oder schwanger werden sollten. In Fällen aber, in denen lediglich flüchtige Beziehungen bestehen, ist die routinemäßige Empfehlung von ›Safer Sex‹ angebracht.

Zurück zu unserem Hauptanliegen: In festen Beziehungen gibt es keine andere Routineempfehlung für den Patienten als die, den Partner so gut wie möglich zu informieren. Außerdem ist es meiner Erfahrung nach auch besser, diesen eher früher als später einzuweihen.

Freunde und Familie

Alle Menschen und alle Familien haben ihre eigene Art und Weise, mit der HIV-Infektion und/oder -Krankheit fertig zu werden. Aber wenn die Fakten über die Infektion nicht bekannt sind oder verstanden werden, kommt es fast zwangsläufig zu Mißverständnissen und zu einer Ablehnung des Patienten. Die Angst vor Ablehnung wiederum ist wahrscheinlich einer der häufigsten Gründe dafür, warum Patienten ihre Familien und Freunde nicht über ihre Krankheit oder Infektion informieren wollen.

Meine Erfahrung (und die vieler Kollegen) hat gezeigt, daß Eltern, die einfühlsam über die Situation ihres Kindes informiert werden, selten mit Ablehnung reagieren – meistens sind sie sogar extrem hilfsbereit. Viele Patienten haben sich freilich mit ihren Eltern auseinandergelebt; sie sind vielleicht aus der Gegend, aus der sie stammen, weggezogen, weil sie ihnen nicht von ihrer Homosexualität erzählen wollten. Mit der Zeit scheint die Kluft immer größer geworden zu sein und trägt dazu bei, daß der Patient das Gefühl hat, es bestehe keine Möglichkeit gegenseitigen Verständnisses. Andere Patienten haben Besorgnis darüber geäußert, daß die Nachricht über ihren Zustand die Gesundheit ihrer betagten Eltern beeinträchtigen könne; sie ›verstecken‹ ihre Situation vor allen Familienmitgliedern, um zu vermeiden, daß sich der Zustand ihrer Eltern verschlimmert. Manche hatten schon früher mit Familienmitgliedern Auseinandersetzungen über ihre Sexualität oder ihren Lebensstil und behalten jetzt ihre Krankheit für sich, um nicht alte emotionale Wunden wieder aufzureißen. Aber trotz all dieser Reaktionen kenne ich nur ein oder zwei Familien, die auf die Mitteilung ihres Kindes nicht mit großer Traurigkeit und anschließend mit starker emotionaler und/oder konkreter Unterstützung reagiert haben. Es scheint, daß jüngere Menschen oft die Lebenserfahrung und die größere Abgeklärtheit der älteren Generation falsch einschätzen, weil sie sich nur daran erinnern, wie ihre Eltern auf Streß reagierten, als sie in ihrem Alter waren. Es ist sehr interessant für mich zu bobachten, daß die abwertenden moralischen Urteile über AIDS und HIV in größerem Maße von den Patienten stammen und weniger von ihren Familien – speziell von Eltern, kurz nachdem die Diagnose gestellt wurde.

Die Reaktionen hängen zu einem gewissen Grad zunächst von der Intensität der Beziehungen innerhalb der Familie ab, aber auch von ihrem Informationsstand über AIDS und HIV. Es ist ebenso wichtig, die Familie klar und verständlich zu informieren, wie auch andere Menschen im Leben des Patienten. Das gilt besonders, wenn die Familie bisher nichts über den Lebensstil des Patienten gewußt hat und die Neuigkeit über die Krankheit zu einer doppelten ›Erkenntnis‹ führt – die über den Lebensstil und die über die Krankheit. Ein Vater drückte das folgendermaßen aus:

»Ich wußte nicht, daß Philipp homosexuell ist, und ich bin sehr traurig darüber, daß er dachte, er könne mir das nicht sagen. Ich finde das zwar nicht gut, aber ich kann mich daran gewöhnen. Ich glaube, er hatte Angst, daß ich ihn hinauswerfen würde – besonders jetzt, wo er AIDS hat. Aber er ist mein Sohn, und ich liebe ihn – das ist wichtiger als alles andere.«

In manchen Fällen sind die Eltern und Familien von den Patienten erst informiert worden, als sich die Krankheit schon in ihrem Endstadium befand. Die Nachricht war dann ein noch größerer Schlag für die Eltern, da ihnen nicht genug Zeit gelassen wurde, sich an die Situation zu gewöhnen und mit ihrem Kind darüber zu sprechen und jetzt auch noch unvorbereitet mit der Trauer fertig werden zu müssen. In anderen Fällen bringt die Krankheit nach Jahren der Trennung und der Entfremdung auch eine Verständigung der Familie zustande. Oft schaffen dann die Sozialarbeiter oder Psychologen im Krankenhaus die Möglichkeit einer ›Familientherapie‹ oder -diskussion, damit Probleme mit der Infektion/Krankheit und der Sexualität oder dem Lebensstil des Kindes unter geschulter und einfühlsamer Leitung besprochen werden können.

Wie in diesem Buch schon oft erwähnt, ist es eines der größten Probleme für die Familie und für Freunde von HIV-Infizierten zu wissen, wie man dem Betroffenen am besten helfen kann. Manche Menschen neigen dazu, übermäßig helfen zu wollen; sie ermutigen damit den Patienten, sich gehenzulassen und passiv zu werden oder sich selbst als das kranke ›Opfer‹ zu sehen. Es ist klar, daß man es vermeiden sollte, zuviel zu helfen, aber es kann ziemlich schwierig sein, das richtige Maß zu finden. Der ›Gay Counselling Service of New South Wales, Australia‹ hat einige nützliche Tips für diejenigen herausgegeben, die versuchen, dieses Mittelmaß zwischen Vernachlässigung und übertriebener Hilfe zu finden.

1. Meiden Sie nicht Ihre Freunde, die AIDS und HIV haben. Zeigen Sie Ihre Unterstützung, indem Sie sie weiterhin besuchen; das hilft, ihnen Hoffnung zu geben und sie zu motivieren, ihren Kampf weiter zu führen. Obwohl man versucht ist, mit dem Patienten anders zu sprechen, sprechen Sie dennoch so mit ihm oder ihr, wie Sie es immer getan haben. Vertrautheit und Stetigkeit sind wichtig für die Selbstachtung des Patienten.
2. Haben Sie keine Angst davor, den Patienten zu berühren – ein Händedruck oder eine Umarmung sind einfache Mittel, um zu zeigen, daß Ihnen der andere nicht gleichgültig ist.
3. Rufen Sie an, bevor Sie zu Besuch kommen – es könnte sein, daß der Patient sich an diesem Tag nicht wohl genug fühlt, um Besuch zu empfangen. Und nehmen Sie es nicht übel, wenn Sie gebeten werden, heute nicht zu kommen – vielleicht fühlt sich der Patient nicht nur einsam, sondern auch krank.
4. Trauen Sie sich, Ihre Gefühle zu zeigen, wenn der Patient dies auch tut – gemeinsam weinen kann genauso wichtig sein wie gemeinsam lachen; es zeigt dem Patienten, daß er nicht allein ist.
5. Wenn Sie dem Patienten eine Freude bereiten, kann ihn das moralisch sehr stark aufbauen. Bringen Sie ihm z. B. sein Lieblingsessen vorbei oder kochen Sie es zusammen mit ihm, gehen Sie mit ihm an seinen Lieblingsplätzen spazieren, bringen Sie ihm Bücher, Videos, Tonbänder mit oder besuchen Sie mit ihm gemeinsam Partys und Veranstaltungen.
6. Beziehen Sie den Patienten in Vorbereitungen von Feiertagen und Festen mit ein – bringen Sie ihm Glückwunschkarten, Bilder, Blumen usw., mit denen er sein Heim oder Krankenhauszimmer dekorieren kann. Organisieren Sie auch Anrufe, Briefe und Besuche von anderen Freunden.
7. Bieten Sie dem Patienten ihre Hilfe an bei schwierigen Verhandlungen oder Korrespondenzen, die ihm Mühe bereiten.
8. Bieten Sie dem (Ehe-)Partner oder Familienangehörigen des Patienten Ihre Hilfe an und verschaffen Sie ihnen ›Erholung‹ von der Pflege des Patienten, indem Sie sie auffordern auszugehen und ihnen Gelegenheit geben, sich auszusprechen usw.
9. Bieten Sie dem Patienten, wenn er Kinder hat, an, sich eine Zeitlang um die Kinder zu kümmern und mit ihnen Ausflüge zu unternehmen.
10. Scheuen Sie sich nicht, sich nach der Krankheit oder der Infektion des Patienten zu erkundigen – vielleicht möchte er dringend mit jemandem darüber sprechen und berichten, wie er oder sie damit fertig wird. Fragen Sie zuerst: ›Möchtest du gerne darüber sprechen?‹

11. Denken Sie nicht, daß Sie immer miteinander sprechen müssen – einfach zusammensitzen und lesen, Musik hören oder fernsehen kann auch entspannend und befriedigend sein. Manchmal sind Worte auch im Weg!
12. Wenn Sie ein Auto haben, können Sie den Patienten vielleicht irgendwohin fahren, wohin er gerne möchte oder ihn einfach ein wenig spazierenfahren, damit er oder sie mal wieder aus dem Haus oder Krankenhauszimmer herauskommt.
13. Ermutigung ist lebensnotwendig: Sagen Sie es dem Patienten, wenn er wieder besser aussieht. Wenn er schlechter aussieht, kann es zweckmäßig sein, wenn Sie auch das erwähnen – aber nur, wenn Sie dies auf einfühlsame und liebevolle Art und Weise tun können. Es ist immer wichtig, ehrlich zu sein.
14. Beziehen Sie den Patienten immer in Entscheidungen mit ein – es ist wichtig, daß er sich immer darüber bewußt ist, daß er sein Leben selbst unter Kontrolle hat, auch wenn die Kontrolle durch die Krankheit oder einen Krankenhausaufenthalt eingeschränkt ist.
15. Sagen Sie dem Patienten, was Sie gerne für ihn tun würden, und halten Sie Ihr Versprechen, wenn der Patient zustimmt.
16. Nehmen Sie es nicht persönlich, wenn der Patient ohne ersichtlichen Grund wütend auf Sie ist – denken Sie daran, daß der Patient enorme Frustrationen und Ängste durchmacht und daß es Ihre Nähe sein kann, die es ihm möglich macht, seine Wut loszuwerden.
17. Die meisten Menschen mögen Tratsch – halten Sie den Patienten darüber auf dem laufenden, was mit wem und wann draußen passiert. Nehmen Sie Anregungen für Gesprächsthemen vom Patienten auf. Diskussionen über aktuelle Themen geben dem Patienten das Gefühl, daß ›das Leben nicht an ihm vorbeigeht‹.
18. Es kann eine große Hilfe sein, wenn Sie dem Patienten anbieten, ihm mit Haushaltsarbeiten zu helfen – besonders wenn der Patient Haustiere oder Pflanzen hat, die versorgt werden müssen, während er im Krankenhaus ist. Vermeiden Sie es aber, Dinge zu tun, die der Patient selbst tun könnte (siehe oben) – und fragen Sie den Patienten immer, bevor Sie etwas tun.
19. Wenn Sie gläubig sind und der Patient auch, könnten Sie ihn fragen, ob Sie für ihn oder mit ihm beten sollen. Manche Patienten finden es sehr tröstlich, wenn jemand ihre religiösen Bedürfnisse und Praktiken anerkennt und ihnen manchmal Geschichten aus der Bibel, dem Koran oder anderen religiösen Büchern vorliest.
20. Es ist wichtig, daß Sie zu Ihren Treffen mit dem Patienten mit einer positiven Haltung kommen. Reagieren Sie aber auf Stimmungen des Patienten und beziehen Sie Ihre schon vor seiner Krankheit

oder Infektion gemachten Erfahrungen über seine Stimmungen mit ein. Aber bauen Sie nicht eine ›Tyrannei positiven Denkens‹ auf; dies kann beim Patienten zu dem Gefühl von Schuld und Versagen führen, wenn sich sein Zustand nicht bessert.

21. Entwickeln Sie ein ›Geschichtsbewußtsein‹ über die Krankheit/Infektion des Patienten und seine Reaktionen darauf. Es wird immer wieder Tage geben, an denen es ihm besser geht und solche, an denen es ihm schlechter geht und die keine noch so gut gemeinte Unterhaltung unterbrechen kann. Nutzen Sie dann diese Erfahrungen, um sich selbst und auch dem Patienten zu helfen, seine Situation im richtigen Licht zu sehen.
22. Verwechseln Sie ein Akzeptieren der Krankheit/Infektion nicht mit Defätismus. Die Erfahrung hat gezeigt, daß Akzeptanz ein positiver Schritt hin zur Beherrschung des Virus und seiner Auswirkungen ist. Ebenso sollten Sie sich nicht scheuen, über die Zukunft und die Ereignisse, die einmal geschehen könnten, zu sprechen (einschließlich eines möglichen Ausbrechens der Krankheit) – Planung verstärkt die Hoffnung, schafft Perspektiven und hilft, die Angst zu bewältigen.

Es ist wichtig, daß man sich darüber im klaren ist, daß die Last der Krankheit manchmal das Ende einer Freundschaft herbeiführt und daß es genauso normal sein kann, daß eine enge Freundschaft noch fester wird. Manche Menschen können sich nicht so schnell ändern wie der Patient und werden deshalb intolerant – z. B. in bezug auf die verminderte Fähigkeit des Patienten, seinen vorherigen Lebensstil aufrechtzuerhalten, in bezug auf sein ›AIDS-Evangelium‹ oder in bezug auf seine Traurigkeit über die veränderten Umstände. Manche Freunde fühlen sich vielleicht auch erschreckt oder verwundbar, wenn über die Krankheit gesprochen wird oder wenn diese sichtbar wird, oder sie wissen einfach nicht, wie sie den Patienten unterstützen können. In manchen Fällen können dann Trennungen für den Patienten besser sein, als hinausgezögerte Peinlichkeiten und Spannungen wegen der neuen Verhältnisse.

Planung für den Todesfall

»Das ist etwas, mit dem ich die meisten Probleme habe. Meine Kinder, meine Freunde und meine Familie sind einfach nicht bereit, darüber zu sprechen. Wenn ich darauf bestehe, sagt man mir immer, daß ich kränklich sei und daß ich ruhig sein solle. Sie können sich einfach nicht in meine Situation hineinversetzen.«

Wenn geliebte Menschen betroffen sind, ist die Erkenntnis, daß der Tod kommen könnte, natürlich schmerzhaft und quälend und es ist ganz normal, wenn man versucht, solchen Diskussionen aus dem Weg zu gehen; jeder möchte nur das Beste erhoffen (und sehen). Das Thema des Todes und der Vorbereitung darauf ist zu komplex, als daß es in diesem Buch umfassend behandelt werden könnte. Dennoch ist es wichtig, daß man die Bedeutung dieses Themas für den Patienten erfaßt. Es wurde bereits erwähnt, daß diejenigen, die die größte Lebensenergie und Lebensfreude haben, im allgemeinen auch diejenigen sind, denen es gelungen ist, ihre Krankheit und die Möglichkeit ihres Todes zu akzeptieren. Daher ist es wichtig, diesen Prozeß des Akzeptierens zu unterstützen, indem man den Patienten über den Tod sprechen und Pläne für den Todesfall machen läßt.

Die psychologischen und psychosozialen Themen, die in diesem Buch besprochen wurden, stehen alle in Verbindung mit dem Prozeß des Verlustes des Lebens, den der Patient evtl. hinnehmen muß. Charakteristischerweise hilft das Bedürfnis, sich immer wieder auszusprechen, am meisten dabei, daß die Ängste und Sorgen, die mit dem Tod verbunden sind, an die Oberfläche gelangen können und der Patient die Probleme mit seinem Leben und seinem Tod geistig auf die Reihe bringen kann. Dies ist aber nicht immer leicht für die Angehörigen – besonders dann nicht, wenn es dem Patienten im Moment gut geht und er auf die Behandlung anspricht. Gespräche über den Tod können auch fälschlich als eine depressive Reaktion auf eigentlich handhabbare Situationen angesehen werden; folglich wird das Thema dann oft mit ›verzweifelter Fröhlichkeit‹ vermieden. In engen Beziehungen wird einfach oft weniger über das Thema gesprochen, weil das gegenseitige Verständnis Worte überflüssig macht. In anderen Beziehungen jedoch müssen Gespräche ermutigt und zu einem gewissen Grad organisiert werden, damit wichtige Themen tatsächlich besprochen werden können. Auch hier kann es wieder eine wichtige Hilfe sein, wenn man übt, was man sagen will und wie man es sagen will. Sie können mit einem Betreuer oder Freund üben, bevor Sie das Thema mit einem Geliebten ›locker‹ zur Sprache bringen.

Kranke oder sterbende Patienten sind oft in die Rolle eines Trösters ihrer Angehörigen gedrängt, weil sie die Möglichkeit ihres Todes tiefer und diskreter akzeptiert haben als diejenigen, denen die Rolle der sich sträubenden Zuschauer zufiel. Dies kann zu Belastungen selbst enger Beziehungen führen, besonders wenn der Partner nicht darauf vorbereitet ist, die Dinge so zu nehmen, wie der Patient. Manche Patienten finden es unfair und unnatürlich, daß sie sich um ihren Partner kümmern müssen, während dieser sich eigentlich um sie kümmern sollte. Weitere große Belastungen können in Zeiten schwerer Krankheit auftreten, wenn die Patienten sich, um moralische Unterstützung und Anteilnahme zu erhalten, mehr ihren Eltern oder denen, die sie seit ihrer frühen Kindheit kennen, zuzuwenden scheinen als ihren Geliebten oder Ehepartnern. Dies kommt besonders bei jüngeren Paaren vor, vielleicht da bei ihnen die Bande der liebenden Beziehung noch nicht so stark und fest sind wie bei älteren, etablierteren Beziehungen.

Schwerkranke Menschen können ein großes Spektrum an Reaktionen auf ihre Situation zeigen, die es erschweren, mit einer sich verschlechternden Gesundheit oder mit dem Tod zurechtzukommen. Wir haben in früheren Kapiteln die Auswirkungen von Depressionen, Angst und anderen psychischen Reaktionen bereits besprochen. Zusätzlich zeigen viele Patienten im Endstadium von AIDS Anzeichen geistiger Verwirrung, Veränderungen der Persönlichkeitsstruktur und andere Symptome, die häufig bei neurologischen Krankheiten gesehen werden, aber auch ohne solch offensichtliche Komplikationen auftreten können. Viele der Probleme, die derartige Veränderungen mit sich bringen, können mit Medikamenten und guter Pflege erfolgreich behandelt werden; aber es bleibt trotzdem viel Verzweiflung für den Partner und die Familie des sterbenden Patienten. Eine vielleicht eher allgemeine Eigenschaft Schwerkranker und Sterbender ist, daß sie Schuldgefühle haben, weil sie ihre Verantwortung und ihre Probleme zurücklassen und ihren Angehörigen Schmerz bereiten. Einer der Mitglieder der ›People with AIDS‹-Gruppe drückte das folgendermaßen aus:

»Ein Testament zu machen und ungelöste Probleme zu erledigen, half mir, etwas von dem Streß abzubauen, den ich wegen der Unordnung, die ich meiner Familie und meinem Partner hinterlassen würde, empfand.«

Es kann sehr schwierig sein zu wissen, wann man ein solches Thema aufbringen soll – man will bei einem Patienten, der sich sonst ganz gesund und munter fühlt, ja nicht Besorgnis oder Verzweiflung wecken. Dennoch ist es auf jeden Fall angebracht, auf das Thema einzugehen, wenn der Patient dies wünscht, und rechtliche und praktische Hilfe anzubieten, damit weitere Unsicherheiten vermindert werden können.

Vielleicht ist es wichtig, zu betonen, daß Angst fast immer zerstörerisch wirkt – besonders auf das Vertrauen. Wenn Sie sich davor fürchten, mit Ihrem Geliebten ehrlich über die Zukunft oder über seine Krankheit zu sprechen, kann es sein, daß er oder sie (genauso wie Sie selbst vielleicht) das Vertrauen in Ihre Fähigkeit zurechtzukommen verliert. Wenn Sie sich Gesprächen und Tadel öffnen, werden Sie selbst stärker, indem Sie sich der Zukunft und ihren Möglichkeiten stellen. Ein Gefühl der Bewältigung und des Friedens mit sich selbst stellt sich nur dann ein, wenn Ehrlichkeit und Einfühlsamkeit vorherrschen.

Zusammenfassung und Berichte von schon lange Betroffenen

Über die Monate, während der dieses Buch geschrieben wurde, hat sich eine wichtige Veränderung in der Haltung der Gesellschaft gegenüber AIDS und der HIV-Infektion ergeben: In einer von der britischen Regierung unterstützten Aufklärungskampagne wird betont, daß AIDS keine ›Schwulenkrankheit‹ sei. *Alle* sexuell aktiven Menschen, die mehr als einen Partner haben, gehen das Risiko einer Ansteckung mit dieser Infektion ein, wenn sie sich nicht persönlich verantwortungsbewußt verhalten und Kondome und Gleitmittel verwenden. Aber anstatt daß die Bevölkerung durch diese Mitteilung beruhigt wurde, fühlten sich viele Leute durch diese Kampagne verunsichert, so daß eher Öl aufs Feuer derer gegossen wurde, die auf das ›moralische Recht‹ pochen, die Menschen, die das größte Risiko einer Infektionskrankheit tragen, zu brandmarken. Trotz dieses Eingreifens der Regierung besteht mehr denn je die Notwendigkeit für eine nüchterne und klare Aufklärung über die Sachverhalte von HIV und Möglichkeiten, damit (persönlich) umzugehen.

Religiöse Fragen

Viele Patienten haben sich besonders darüber aufgeregt, daß religiöse Akzente in der Diskussion über AIDS und AIDS-Kranke gesetzt wurden. Schuldgefühle sind sehr zerstörerisch, und viele Menschen regen sich zu Recht darüber auf, daß bestimmte Gesellschaftsgruppen sie für das Auftreten von AIDS und HIV verantwortlich machen wollen. Besonders wenn über Homosexualität diskutiert wird, wird oft die Autorität der Bibel angerufen, um Tadel zu verteilen. Da Homosexualität in der Bibel an manchen Stellen als sündhaft dargestellt wird, wird Auftauchen von AIDS als Beweis für den ›Zorn Gottes‹ und als Rechtfertigung für antihomosexuelle Stimmungsmache angesehen.

Ich glaube, daß es ein Fehler ist, sich allzu tief in solche Diskussionen einzulassen, da man die Frage sowieso nicht lösen kann. Ein strenger Glaube an geschriebene Texte und Ideologien kann kaum durch logische Gegenargumente entkräftet werden: Der Kritiker hat sich seinen ›Geistessprung‹ schon zurechtgelegt, nach dem – wie bei Fanatikern – jeder Versuch, Argumente gegen ihre Überzeugung vorzubringen, an sich schon ein Beweis dafür ist, daß der Kontrahent dringend der moralischen Aufbesserung bedürfe, für die diese sich so eifrig einsetzen. Solche Menschen lassen sich in der Regel auch durch Tatsachen nicht überzeugen, wie z.B., daß lesbische

Frauen die Gruppe von Menschen bilden, bei der bei sexuellem Kontakt das geringste Infektionsrisiko besteht, und daß in Afrika 99% der AIDS-Kranken heterosexuellen Gruppen angehören (selbst wenn man die Übertragung auf nicht-sexuellem Wege gelten läßt, ist der Prozentsatz der Homosexuellen in der Gesamtzahl der AIDS-Kranken relativ gering) oder daß man nicht unbedingt eine Unmenge von Sexualpartnern gehabt haben muß, um infiziert zu werden – ich habe eine ganze Reihe von Patienten gehabt, die sich bei ihrem ersten sexuellen Kontakt angesteckt haben. Viele Menschen finden es an sich schon verdächtig, wenn jemand die Autorität der Bibel heranzieht: Wer würde heute noch dem Buch Levitikus zustimmen, wenn es sagt, daß jede Frau, die Ehebruch begeht, mit dem Tode bestraft werden soll (indem sie in Sichtweite der Mauern ihres Dorfes gesteinigt wird) oder daß jedes Paar, das sich während der Menstruation der Frau sexuell betätigt, verstoßen und von der Gesellschaft geächtet werden soll! Diese Vorschläge finden sich Seite an Seite mit dem, daß homosexuelle Männer mit dem Tode bestraft oder eingesperrt werden sollten.

Es ist auch bezeichnend, daß nicht alle Geistlichen gegen Schwule eingestellt sind und die Homosexuellen wegen ihrer Assoziation mit AIDS so leichtfertig verurteilen. In der Tat scheint es so, daß die meisten von ihnen auf die Tragödie von AIDS sogar mit dem christlichen Mitleid und der Fürsorge reagieren, die man von ihnen erwartet. Für die meisten Menschen ist AIDS eine Realität, die man nicht wegdiskutieren kann, genauso wie man Menschen nicht dazu überreden kann, keine Autos mehr zu kaufen und sich selbst oder andere durch Autounfälle umzubringen. Es ist für viele Menschen mit AIDS und HIV wichtig, mit sich selbst Frieden zu schließen, und geistig akzeptiert zu werden als Teil der Bewältigung ihrer Infektion und/oder Krankheit. Daß es Menschen gibt, die diese persönliche Suche durch maßlose und destruktive Interpretationen ihres eigenen Glaubens komplizieren wollen, sagt sicherlich mehr über das blinde Dogma des Kritikers aus als über die individuellen Bedürfnisse des Patienten.

Zusammenfassung

Dieses Buch befaßt sich damit, wie man mit einer ernsten, lebensbedrohlichen Infektion und der Krankheit, deren Ursache sie ist, umgehen kann. Es zeigt die Vorteile auf, *aktiv* auf die Situation zu reagieren anstatt sich auf andere zu verlassen oder sich hilflos in sein Schicksal zu ergeben. Es zielt immer auf Realismus statt auf falschen Optimismus ab, obwohl es auch Platz läßt für *Hoffnung*.

Eine befreundete Ärztin, die unter starkem Druck steht, seit sie auf diesem Gebiet arbeitet, wurde gefragt, wie sie mit der gegenwärtigen Realität von so vielen AIDS-Toten fertig wird. Sie sagte:

»Manchmal bin ich deprimiert, aber dann muß ich mir selbst sagen, daß es vielen Patienten auch gut geht, daß viele der opportunistischen Infektionen, die auftreten, wirksam behandelt werden können und daß eines Tages – in nicht allzuferner Zeit – ein Heilmittel gefunden werden wird.«

Eine ehrliche Meinung spiegelt sich auch in den Worten vieler anderer, die dieser Krankheit wesentlich direkter gegenüberstehen. Als Charles gebeten wurde, seine Erfahrungen zusammenzufassen, schrieb er folgendes:

»Ich stelle mir das Virus oft als eine fremde Kreatur vor, die in meinen Körper eingedrungen ist. Ich rede mit ihr, streite mich mit ihr und verfluche sie! Ich fühle, daß ein Willenskampf zwischen mir und IHR im Gange ist und ich bin entschlossen, als Sieger daraus hervorzugehen – und ES verschrumpelt und stirbt ab.

Ich gebe mir große Mühe, mein gutes Aussehen zu bewahren, indem ich mich gut anziehe und indem ich mich fit und hoffentlich gepflegt halte. All das und die innere Stärke, von der ich, bevor ich AIDS hatte, nicht einmal wußte, daß ich sie besitze, haben es mir ermöglicht, mein Selbstbewußtsein aufrechtzuerhalten und sogar zu stärken. Ich habe mich unter Kontrolle, und ich bin stolz auf mich.

Es hat mir sehr geholfen, andere Menschen mit AIDS zu treffen. Dadurch habe ich mich nicht allein gefühlt und ich wurde von ihrer positiven Haltung und ihrem Wissen über andere Möglichkeiten der Bewältigung inspiriert. Während ich mein eigenes riesiges Glück in vielerlei Hinsicht schätze – besonders, daß ich noch nie krank war – hoffe ich manchmal, daß sich jemand einmal durch meine Haltung ermutigt fühlen wird. Formlose Zusammenkünfte, wie etwa in Diskos usw., sind sehr hilfreich, um einen wieder in die Gemeinschaft zurückzubringen, nachdem man sich eine Weile zurückgezogen hatte.«

Peter, der HIV-infiziert ist, hat sehr viel über sein Trauma und seine Einstellung dazu geschrieben; er kommt zu folgendem Schluß:

»Menschen in meiner Lage wollen kein Mitleid. Was wir wollen ist, daß die Leute erkennen, daß wir überhaupt nicht gefährlich für andere sind außer bei ganz intimem sexuellen Kontakt. Wir brauchen die Liebe und die Unterstützung unserer Freunde, und man muß Geld für uns ausgeben, damit nach einem Heilmittel geforscht werden kann.«

Jeder, dessen Ideen und Aussagen zu diesem Buch beigetragen haben, hat sich der Infektion und/oder Krankheit als Individuum gestellt. Er hat sich seinen eigenen Weg durch das dunkle Labyrinth von Angst,

Depressionen, verzehrenden Sorgen, Schuldgefühlen und all den anderen Problemen, die wir besprochen haben, gebahnt. Und dieses dunkle Labyrinth hat für die meisten zu neuen Horizonten des Selbstverständnisses geführt, wie man fairerweise sagen muß. Zu lernen, mit AIDS und dem HIV zu leben, ist oft ein Prozeß der Selbstentdeckung, welcher zu einer Bereicherung und zu einem Grad der Selbstakzeptanz führen kann, wie es selbst die Betroffenen, die den Mut und die Entschlossenheit hatten, sich darauf einzulassen, nie für möglich gehalten hätten. Es gibt keinen wirklich richtigen Weg – jeder muß seinen eigenen Weg finden. Wir Mitglieder der ›People with AIDS‹-Gruppe hoffen alle, daß dieses Buch anderen helfen wird, ihren Weg durch die verworrenen und herausfordernden Pfade des Labyrinths zu finden. Vielleicht verstärkt es zumindest das Gefühl, daß Sie nicht allein sind.

Zum Abschluß dieses Buches hat Grahame, ein Gründungsmitglied der Gruppe, einen persönlichen Bericht über sein eigenes Leben mit AIDS geschrieben. Er ist vielleicht typisch für das Spektrum von Problemen, denen viele gegenüberstehen.

»Anfang September 1984 wurde mir die Diagnose gestellt, daß ich ein Kaposi-Sarkom und damit AIDS hätte.

Ich hatte im Februar 1984 zwei kleine Punkte auf einem meiner Beine entdeckt. Da ich sexuellen Kontakt mit jemandem gehabt hatte, der AIDS bekommen hat, ging ich zur ›Klinik für Geschlechtskrankheiten‹ und erklärte dort den Sachverhalt. Aber erst am 2. September ‘84 wurde eine Biopsie dieser Veränderungen vorgenommen, woraufhin die Diagnose eines Kaposi-Sarkom (KS) gestellt wurde.

Obwohl ich seit mehreren Monaten davon überzeugt war, daß die Punkte KS seien, traf mich die Nachricht trotzdem wie eine Bombe, als der Arzt mir die Diagnose mitteilte – es war, als ob jemand meinen Kopf auf einen Hackklotz gelegt und ihn mir abgehackt hätte! Der erste Mann, mit dem ich sexuellen Kontakt gehabt hatte, war in diesem Stadium gestorben. Ich habe später erfahren, daß auch noch zwei andere meiner Sexualpartner AIDS hatten. So begann eine vollkommene Veränderung meines Lebensstils – und ich bin froh, von mir sagen zu können, daß ich jetzt, 18 Monate später, nach außen hin immer noch derselbe Mensch bin – gesund und munter. Allerdings habe ich an dem Tag, an dem ich erfuhr, daß ich eine sogenannte ›tödliche Krankheit‹ habe, beschlossen, daß ich mich nicht mit der Endgültigkeit meiner Krankheit abfinden, sondern daß ich sie überleben werde.

Die folgenden Wochen erwiesen sich als sehr wichtig für mich, um meine Verteidigung aufzubauen und das Virus allmählich anzugreifen.

Glücklicherweise war ich als fiter und sportlicher Mensch bis zur Diagnosestellung immer einigermaßen gesund gewesen. Ich hatte keines der Symptome gehabt, die Menschen mit HTLV III oft haben. Seit der Diagnosestellung sind eineinhalb Jahre vergangen, und ich bin immer noch gesund und habe nichts weiter gehabt, als ab und zu eine Erkältung und ein oder zwei kleinere Probleme, mit denen man im täglichen Leben halt rechnen muß.

Eines der ersten Dinge, die ich auf Anraten des Arztes in der Klinik tat, war, mich mit dem ›Terry Higgins Trust‹ (s. S. 46) in Verbindung zu setzen. Dort erzählte man mir von der ›*AIDS Support Group*‹. Man verschaffte mir auch Kontakt mit einem sehr sympathischen Arzt, der dann mein Hausarzt wurde – er ist ein sehr hilfreicher Berater.

Die ersten paar Treffen der *Support Group*, zu denen ich ging, waren psychisch extrem hilfreich für mich – ich konnte offen mit Schwulen sprechen, die mit mir im gleichen Boot saßen. Mir wurde Mut gemacht, ich konnte Dutzende von Fragen stellen, die mir im Kopf herumgingen, und erhielt Antworten von Leuten, die den gleichen Problemen gegenübergestanden hatten, wie etwa Familie, Freunde, Arbeit, Gesundheit, Gefühle und häusliches Leben. Ich versuche, nie ein Treffen zu verpassen. Die Zeit vergeht dort wie im Flug; wir haben viel Spaß zusammen, aber wir versuchen auch, uns darüber auf dem laufenden zu halten, was sich in der Medizin tut, und wir bieten denen unsere Unterstützung an, die sie brauchen. Es ist sehr traurig und deprimierend, zusehen zu müssen, wie Freunde über einen bestimmten Zeitraum hinweg verfallen; aber eines der ersten Dinge, auf die wir uns geeinigt hatten, war, daß jeder immer willkommen ist – egal wie schlecht er aussieht; unsere kranken Freunde sollten immer fühlen, daß sie bei unseren Treffen willkommen waren.

Im Oktober '84 nahm ich an einem Arbeitskreis über die ›psychologischen Aspekte von AIDS‹ teil. Dort wurden viele der Veränderungen zusammengefaßt, die mit mir geschehen waren, seit ich befürchtete, daß die Punkte auf meinem Körper Kaposi-Sarkom seien und weiter fortgeschritten waren, seit ich die Diagnose mitgeteilt bekam. Diese Veränderungen hatten sich auf verschiedene Arten ausgedrückt; in meinem Fall waren das z. B. der Verlust der Selbstachtung (das ›soziale Lepra-Syndrom‹) und Angst vor einer Veränderung meiner Lebensqualität – soziale, berufliche, körperliche, sexuelle und Beziehungsängste. Angst und Depressionen können enorme Auswirkungen auf die Art, das Leben zu bewältigen, haben. Als ich erkannte, daß solche Reaktionen unter diesen Umständen normal sind, wurde das Leben wieder erträglicher – ich erkannte, daß ich nicht dabei war, verrückt zu werden!

Zu der Zeit, als ich die Diagnose erfuhr, fing ich gerade damit an, die Renovierung eines Hauses aus dem 18. Jahrhundert zu überwachen, das ich im Jahr zuvor gekauft hatte. Ich wohnte bei einem Freund, während ich auf die Baugenehmigung wartete, um mit den Arbeiten am Haus beginnen zu können. Wenn ich jetzt mein Tagebuch von damals anschaue, finde ich in diesem Zeitraum eine seltsame Mischung von Einträgen. Am Tag meiner Biopsie stand da z. B. ›kaufte Badezimmermöbel; Krankenhaus zur Biopsie der Punkte; traf Elektriker und Baufirma zur Baustellenbesichtigung.‹ Ein paar Tage später mußte ich wieder zur ›Klinik für Geschlechtskrankheiten‹, um eine andere kleine Sache behandeln zu lassen. Der Eintrag sah so aus: ›Ging zur Klinik wegen Behandlung; Arzt teilte mir das Ergebnis der Biopsie mit; heim wie ein Zombie; Bob (meine andere Hälfte, bei dem ich wohnte) hat Leute zum Essen eingeladen.‹ Diese Zeilen waren sehr kurz und trafen genau den Punkt. Worte hätten nicht beschreiben können, wie ich mich fühlte, besonders als ich Bob die Nachricht zehn Minuten, bevor die Gäste kamen, erzählen mußte. Man braucht nicht zu erwähnen, daß wir an diesem Abend nicht wir selbst waren. Bob und ich hatten uns in der Woche zuvor gestritten und hatten seit ein paar Nächten in verschiedenen Zimmern geschlafen. In dieser Nacht brauchte ich – mehr als in jeder anderen Nacht zuvor in meinem Leben – jemanden, der mich in die Arme nahm und mich hielt und für mich sorgte. Aber ich blieb, nicht zuletzt wegen meiner Dickköpfigkeit, allein, weinte ein wenig, aber ich stand zu sehr unter Schock, als daß ich hätte richtig weinen oder schlafen können. Meine Nachricht setzte unserer Beziehung ein Ende – vielleicht wären wir unter ›normalen‹ Umständen wieder zusammengekommen. In den darauffolgenden Monaten, bevor ich in mein eigenes Haus einzog, saßen wir immer auf den entgegengesetzten Enden des Sofas – nur als gute Freunde. Ein paar Monate später besuchte ich einen ehemaligen Geliebten in Holland. Da bekam ich dann meine Streicheleinheiten und Mitgefühl von jemandem, den ich immer noch sehr gern hatte – meine Tränen flossen zum ersten Mal, und ich fühlte mich, als ob sich zum ersten Mal jemand um mich kümmerte.

Seit diesen ersten Tagen habe ich vielen meiner Freunde von meiner Situation erzählt, und ich bin sicher, daß die Nachricht auch andere, die ich kenne, erreicht hat. Ich habe ehrliche Unterstützung und Fürsorge von einem Großteil der Leute in beträchtlichem Maße erhalten und auch geschätzt.

Als direktes Ergebnis unbegründeter Angst mußte ich im Januar ’85 meinen Arbeitsplatz verlassen, als die Nachricht meiner Krankheit an Kollegen weitergegeben worden war. Diese Mitteilung an meine Kollegen fiel gerade zufällig mit einem ersten riesigen Medieninteresse an AIDS zusammen, und folglich bekamen manche der Leute, mit denen ich arbeitete, und ihre Familien Angst. Obwohl ich gesundheitlich in der Lage gewesen wäre zu arbeiten – ich wäre es immer noch –, hat man mir nicht erlaubt, an meinen Arbeitsplatz zurückzukehren; inzwischen bin ich vorzeitig berentet. Trotzdem kommt aber die stärkste Unterstützung und die beste Freundschaft von ehemaligen Arbeitskollegen.

Bis vor kurzem war es mir gelungen, meine Krankheit und die Arbeitslosigkeit vor meiner alten Mutter zu verbergen; jetzt muß ich mich an den Gedanken gewöhnen, daß sie alles über die Situation weiß. Da sie allein und weit weg von mir wohnt und nicht bei bester Gesundheit ist, wollte ich ihr die Sorgen, die sie jetzt zweifellos hat, so lange wie möglich ersparen. Aber sie hat die Nachricht erstaunlich gut aufgenommen – zumindest soweit ich das von hier aus beurteilen kann. Sie unterstützt mich hundertprozentig bei meinem Kurs, zusammengesetzt aus zusätzlicher medikamentöser Behandlung, geistiger Heilung und Selbsthilfe, den ich einschlug. Obwohl wir uns immer sehr nahe standen, hat uns das noch näher zusammengerückt. Jetzt brauche ich die Sachverhalte nicht mehr vor ihr zu verstecken. Das Akzeptieren meiner Situation, offene Gespräche darüber und die ehrliche Fürsorge von geliebten Menschen ist von unermeßlichem Wert und Trost für mich, und ich weiß jetzt, daß ich all das von überall her bekomme.«

GRAHAME
geschrieben im Mai 1986

Dank

Ich freue mich sehr, daß ich an dieser Stelle vielen Menschen für ihre große Hilfe und ihren Beitrag zur Entstehung dieses Buches Dank sagen kann. Seit einigen Jahren bin ich Mitbetreuer einer Gruppe für AIDS-Kranke, ihre Familien und ihre Freunde, die unter der Schirmherrschaft des Terrence Higgins Trust steht. Dieses Buch ist eigentlich das Buch dieser Gruppe, denn sie hat Anregungen und Ideen für vieles beigesteuert, was hier niedergeschrieben steht. Wir alle haben dabei viel voneinander gelernt.

Einen ebenso großen Beitrag haben andere Menschen mit HIV, LAS und ACR, Mitglieder von »Body Positive« und meine Patienten geleistet. Ihre Tapferkeit, ihre Ehrlichkeit, ihre Einsichten und ihr Sinn für Humor waren für mich dauerhafter Ansporn in den vergangenen vier Jahren. Ihr Lebenswille hat mich zutiefst beeindruckt, und ich habe sowohl in persönlicher wie in beruflicher Hinsicht sehr viel von ihnen gelernt. Ihnen allen gebührt mein aufrichtiger Dank.

Dank schulde ich auch Roger Osborne, dem früheren Senior Editor von Macmillan Press, für seine unermüdliche Unterstützung und Ermutigung angesichts von mancherlei Verzögerungen. Danken möchte ich weiterhin Chris Carne, Jan Weller, John Gallwey, George Leach, Don Jeffries, Tony Pinching, Riva Miller, Alana McCreaner und Jane Miller für ihre vielen Anregungen, für ihre beispielhafte Darstellung der optimalen klinischen Betreuung, für ihre hilfreichen Kommentare und Anmerkungen zum Manuskript und ihre Unterstützung. Die angesprochenen Probleme waren immer unsere. Sie werden hier dargestellt in der Hoffnung, daß das anderen helfen wird, die Herausforderung, mit AIDS und HIV zu leben, anzunehmen.

David Miller

Sie finden Beratung und Betreuung durch die

Deutsche AIDS-Hilfe e.V.
Nestorstraße 8–9
1000 Berlin 31

Die Deutsche AIDS-Hilfe e.V. stellt kostenlos zahlreiche Informationsmaterialien zur Verfügung sowie die Anschriften aller AIDS-Hilfegruppen in deutschen Städten.

AIDS-Hilfe und Beratungsstellen in Österreich

Österreichische AIDS-Hilfe
Lenangasse 17/20
A-1020 Wien
Tel.: 0043/222/48 77 62 oder 48 77 63

Beratungsstelle Bregenz
Postfach 137
A-6900 Bregenz (Adresse wird telefonisch bekanntgegeben)
Tel.: 0043/5574/26526 (Mo–Fr 10–12h, Mo + Do 18–20h)

Beratungsstelle Graz
Glacisstraße 69, 3. Stock
A-8010 Graz
Tel.: 0043/316/79769 (Di, Do, Fr 17–19h; Mi + Sa 11–13h)

Beratungsstelle Innsbruck
Bozner Platz 1/3
A-6020 Innsbruck
Tel.: 0043/5222/393621 (Mo–Fr 15–17h, Mi 15–20h)

Beratungsstelle Klagenfurt
Sponheimer Straße 5/1/E
A-9020 Klagenfurt
Tel.: 0043/463/55128

Beratungsstelle Salzburg
Saint-Julien-Straße 31
A-5020 Salzburg
Tel.: 0043/662/881488 (Mo–Fr 17–19h; Mo, Mi, Fr 10–12h)

Beratungsstelle Wien
Wickenburggasse 14
A-1080 Wien
Tel.: 0043/222/486186 (Mo, Di, Do, Fr 16–20h, Mi, Sa 10–14h)

Medizinische Betreuung erhalten HIV-Infizierte in den folgenden Krankenanstalten:
I. Universitäts-Hautklinik
Alser Straße 4, Hof 2
A-1090 Wien
Tel.: 0043/222/4800–2647

II. Universitäts-Hautklinik
Alser Straße 4, Hof 2
A-1090 Wien
Tel.: 0043/222/4800–2695

Dermatologische Abteilung des Krankenhauses der Stadt Wien – Lainz
Wolkersbergenstraße 1
A-1130 Wien
Tel.: 0043/222/841616

in der Schweiz

AIDS-Hilfe Schweiz
Postfach 7660
Gerechtigkeitsgasse 14
CH-8002 Zürich
Tel.: 0041/1/2017033 (werktags 14–17h)

Regionale Beratungsstellen der AIDS-Hilfe Schweiz

Aargau:
AIDS-Hilfe Region Olten
Postfach
CH-4603 Olten

AIDS-Hilfe beider Basel
Elsässerstraße 18
CH-4056 Basel
Tel.: 0041/61/444222 (10–22h)

Doris Frank, AIDS-Beratungsstelle
Kantonsspital Basel
Tel.: 0041/61/252525, intern 4078 (Mo–Fr)

AIDS-Hilfe Bern
Postfach 55
Länggass-Strasse 65
CH-3000 Bern 9
Tel.: 0041/31/247077 (Di + Mi 18–20h, Sa 10–12h)

Aide Fribourgeoise Contre le Sida/
Aids-Hilfe Freiburg (AFCS/AHF)
Postfach 10
CH-1752 Villars s/Glâne

Dialogai
Case postale 237
Tel.: 0041/22/219157 (Di 20–22h)

Groupe Sida Genève (GSG)
Case postale 2443
CH-1211 Genève 2

Sachverzeichnis